走出内心的深渊

深渊

快节奏人群
心理疾病与健康指南

（原书第3版）

［俄罗斯］达里娅·瓦拉莫娃（Дарья Варламова）

［俄罗斯］安东·扎伊涅夫（Антон Зайниев）　著

郑伟明　译

中国科学技术出版社

·北　京·

С ума сойти! Путеводитель по психическим расстройствам для жителя большого города, авторы Дарья Варламова и Антон Зайниев，ISBN: 9785961467437
© Daria Varlamova, Anton Zayniev, 2016
© ООО «Alpina Publisher», 2020
项目合作：锐拓传媒 copyright@rightol.com
The simplified Chinese translation copyright © 2024 by China Science and Technology Press Co., Ltd.
All rights reserved.

北京市版权局著作权合同登记　图字：01-2023-5976

图书在版编目（CIP）数据

走出内心的深渊：快节奏人群心理疾病与健康指南：原书第 3 版 /（俄罗斯）达里娅·瓦拉莫娃,（俄罗斯）安东·扎伊涅夫著；郑伟明译 . -- 北京：中国科学技术出版社，2024. 11. -- ISBN 978-7-5236-0983-5

Ⅰ . R395.2
中国国家版本馆 CIP 数据核字第 20249UZ056 号

策划编辑	申永刚　刘颖洁	责任编辑	刘　畅
执行编辑	何　涛	版式设计	蚂蚁设计
封面设计	仙境设计	责任印制	李晓霖
责任校对	邓雪梅		

出　版	中国科学技术出版社
发　行	中国科学技术出版社有限公司
地　址	北京市海淀区中关村南大街 16 号
邮　编	100081
发行电话	010-62173865
传　真	010-62173081
网　址	http://www.cspbooks.com.cn

开　本	880mm×1230mm　1/32
字　数	189 千字
印　张	9
版　次	2024 年 11 月第 1 版
印　次	2024 年 11 月第 1 次印刷
印　刷	大厂回族自治县彩虹印刷有限公司
书　号	ISBN 978-7-5236-0983-5 / R·3332
定　价	69.00 元

（凡购买本社图书，如有缺页、倒页、脱页者，本社销售中心负责调换）

作为一名心理治疗师和精神病医生，我经常被要求推荐一套关于大脑构造和心理疾病的书。这让我总是非常为难，因为在俄罗斯，相关领域的文献资料特别少，很难找到一本好的科普读物。在这方面，有纯学术性的资料，但是这些资料只有专家才能看懂；也有很多关于通俗心理学的书籍，但它们往往面向的是零基础读者。而在二者之间，基本上没有那种深入浅出的优秀智慧图书。

现在，关于精神类问题的科普读物名单中又增添了这本书。在该书中，作者对现代精神类问题的概念进行了分类整理。当然，作者并没有对精神病理学的所有方面进行研究，毕竟它不是作者写作这本书目的。书中对主要几种精神类问题进行了描述：抑郁症、焦虑症、双相情感障碍、精神分裂症、阿斯伯格综合征①，还有几类人格障碍。书中内容既具有较强的专

---

① 阿斯伯格综合征（Asperger syndrome，简称 AS），是广泛性发育障碍（PDD）中的一种综合征，属于自闭症谱系障碍（ASD）。其重要特征是社交与非言语交际障碍。——编者注

业性，又通俗易懂，没有简化和歪曲。这本书不仅对那些对精神类问题感兴趣的业余爱好者有吸引力，而且对年轻的专业人士同样具有吸引力。我想，即使是专业的精神病学家也能从中有所收获。

也就是说，如果你想知道什么是心理，它是如何发挥作用的，人们为什么会出现心理问题以及出现心理问题后该怎么做，对心理健康和心理变态应持什么样的现实观点，那么，本书将会对你有所帮助。

巴维尔·别夏斯诺夫（Pavel Beschastnov）
心理治疗师、精神病医生

目　录

第**5**章
缺乏专注力：什么是注意力缺失综合征

第**6**章

活在自己的世界里：什么是阿斯伯格综合征

第**7**章

精神分裂：什么是精神分裂症

第**8**章

模仿游戏：什么是反社会人格障碍

第**9**章

没有中间过渡：什么是边缘性人格障碍

第 **10** 章
我好像有点不对劲，怎么办

我们为何写这本书

　　我们的社会充满了矛盾。在社会中，你可以用抱怨的语气来回答别人一句普通的问候"你好吗？"，或者看到一个对生活早已失去信心的人脸色阴沉地坐在公共交通工具里，这些都被认为是正常的，但与此同时，公开谈论严重的心理健康问题却完全不可接受。通俗心理学在博客和社交网络上掀起了一阵热潮，尽管一些有专业知识的博主在不懈努力，但许多读者仍然不明白个人社会学和正统心理学之间的区别，更不用说精神病学了。每当专业人士试图向广大的非专业人员解释最简单的相关概念时，往往导致后者做出简单化的论断："这说的就是你，瓦夏，自恋狂。"但是，现在，去看心理医生的人仍然被认为是患上了丢人的精神疾病，因为正常人应该自己解决自己的问题。

　　与此同时，在我们的意识中，有一整套与"真"疯有关的神话和形象：从"卡申科"（Кащенко）的恐怖故事和"高加索俘虏"中的怪诞形象，到《闪灵》中可爱的精神病人杰克·托兰斯（Jack Torrance），以及一位杰出的神经学家奥利弗·萨克斯（Oliver Sacker）所写的，关于一个错把妻子当帽子的人的笔记（适用于专业人士）。但是，在这个幻想世界和一个普通人的传记之间没有（也不可能有）共同点。类似可怕的事情当然会发生在某个人身上，但不会发生在像我们这样正常、健康的人身上。在大多数人看来，精神健康的标准是一种不可改变的东西，就像我们有两只手和两条腿一样。理论上，人当然可能会失去四肢，但那只是在极端情况下。在任何其他情况下，该标准都不会受到任何威胁——我们正常的神志也是如此。索道小屋的世界离我们很远，就如同索马里海盗的巢穴或西西里黑手党距离日常生活一样。

但是，如果（纯粹是假设）作为一个普通人（比如老师、护士或办公室经理），你突然患上了严重的心理疾病呢？那该怎么办？怎样才能保证你不丧失工作能力？如何向家人解释你所发生的一切？你自己又怎么能明白自己患病了？如何学会区分客观现实和自己意识中的奇怪产物？最后，能否接受这样的现实：你现在已经"和大家不一样了"？

这听起来就像是一场灾难，不是吗？我们最好回到这样一个令人快慰的错误认识中："正常"人都不会发生这种情况。但遗憾的是，发达国家的精神病学家和世界卫生组织都不持这种乐观的看法。由于我们没有俄罗斯的统计数据，所以将使用美国的数据：100 个人中有 7 个人患有抑郁症，3 个人患有双相情感障碍，1 个人有反社会人格障碍，1 个人有很高的概率发展成精神分裂症。总的来说，人们出现心理疾病的可能性并不小：14.9% 的男性和 22% 的女性在最近几年会出现某种心理疾病。

在很长一段时间里，作为本书作者的我们也相信心理疾病是非常少见的，个人的内部世界和周围现实之间的所有失调情况都可以通过个人意志力来解决。但直到我们两人都（不同时间）得了临床抑郁症后，我们才改变了看法。在几个月的时间里，我们为了能正常地工作和享受生活而进行着不懈的斗争，我们学到了很多新的、意想不到的东西：我们的大脑是如何工作的，它能带来什么样的意外。我们与精神病学家和患有其他心理疾病的人们交谈，意识到这种疾病从"内部"看起来与从外部看完全不同。关于这一话题，详细、系统且易于阅读的俄语资料并不多。因此，我们决定普及一下关于心理学的基础知识，所以写了这本书。我们在书中研究了心理是如何工作的，为什么它会"脱轨"，以及关于个人健康需要了解的知识。

这可能是俄罗斯第一本由病人自己写的关于心理疾病的书。我们知道，我们不是这一领域的专家，但我们希望，我们的兴趣、个人经验以及与专业人士的交流能够帮助我们写出一本在科学知识上正确、同时令普通读者感兴趣的书。我们需要强调的是，这本书并不是那些喜欢精神刺激的人所爱看的恐怖故事。我们只是想要分享一些关于最常见心理疾病的信息。通过对这些信息进行系统化处理，我们与专业人士的学术性文章、著作和观点进行了比较，力求书中的描述符合现实和常理，不会片面追求奇怪症状极其可怕的后果。我们不会提供现成的治疗方法，但会帮助人们搞清楚疾病是怎么一回事。此外，我们非常希望能够改变社会对心理健康问题的整体看法。

首先，任何一个受过教育的人都应该多多少少知道自己的身体（包括大脑）是按照什么规律工作的。对待心理疾病不应该有迷信的恐惧，而应像对待哮喘和糖尿病一样，持有健康和成熟的态度。其次，不了解心理疾病的内在逻辑，会导致人们对心理疾病患者抱有偏见，或者根本无法与他们进行沟通。遭受心理疾病折磨的人要么不得不消耗巨大的精力来掩盖自己的状况，要么不断地感受到他人的警惕态度，以及来自亲人的责备，从而不得不经常变换工作。但同时，这些问题大部分都可以通过提高人们的心理素养得到解决。

在国外，有许多致力于帮助心理疾病患者的各种协会和团体。尽管他们对待心理疾病患者有时也不尽相同，但都非常重视让这些患者在社会中感到舒适，并能够充分实现自我。尽管天才和"疯子"并不像人们普遍认为的那样有密切联系，但心理疾病患者中却有许多人有卓越的才华：斯蒂芬·弗莱（Stephen Fry）、休·劳瑞（Hugh Laurie）、考特尼·洛夫（Courtney Love）、丹·埃克罗伊德（Dan Akroid）、凯瑟琳·泽塔–琼斯（Catherine Zeta-Jones）等名人都患有书中描述的疾病。因此，诊断出心理疾病并不意味着天就要塌下来了，它只是你的一个新生活的开始，克服它会充满意想不到的挑战，但如果能正确对待它，你的生活同样丰富多彩。

第 1 章

即使疯话，也会有些道理，
或者说，心理疾病从何而起

精神正常与否的标准界定范围在哪里

⌣

在开始谈论"不正常"之前，有必要弄清楚精神疾病的标准是什么，以及它是如何定义的。对精神病学不了解的人在谈论这个话题时，往往会陷入两个极端。第一个极端是：认为精神疾病就是心理障碍，可以通过说话声音和行为特征来识别，而恐惧和抑郁只是"神经性表现"。那些直到卧床不起才愿意求助精神病医生的患者大多这样认为，而此时，他们的脑子里已经开始出现外星人的咕噜声（老实说，在头脑中出现外星人声音的阶段，患者通常无法保持自己行为得体，只能通过家人或邻居来与精神病医生进行交流）。遗憾的是，我们对苏联时期将人强制送往精神病院的历史记忆也加深了这一极端看法。目前仍是这样，将心理疾病患者进行登记后就认定其为精神病人（虽然现代俄罗斯的法律还远不完善，但仍然规定：对患者做出疾病诊断并不意味着一定要严格限制其活动，我们稍后将会讨论这一点）。

第二个极端是：认为行为古怪的人肯定脑子不正常。古怪的行为往往会使得周围的人对行为人做出外行的判断，而有时，某个个性比较偏执的人，仅仅因为自己"唯一正确"的观点不被认同，就会觉得周围的人都是疯子或精神分裂者。艺术界人士经常有这种情况，例如：彼得·帕夫伦斯基（Peter Pavlensky）的作品使许多人怀疑他精神不正常，尽管多次精神疾病鉴定证明了他的责任能力。同样，也没有确凿的证据表明萨尔瓦多·达利（Salvador Dali）的乖谬行为与精神病有关。虽然他会要求把一群山羊带到酒店，然后用空包弹射击它们；或者在自己的家里当着尊贵客人的面赤身裸体地骑在拖把上，但是考虑到达利取得的令人难以置信的商业成功，人们认为这完全是他有意识的行为，目的是巩固他作为一个旷世奇才的声誉。尽管一些研究证实了创造力和某些精神疾病之间存在联系，但这并不是说所有有才华的人都有精神疾病（也不是所有"卡申科精神病院"的患者都能成为凡·高）。

根据世界卫生组织的统计，在世界上，27%的人一生中平均至少出现过一次心理疾病，这其中就可能有你认识的人，你不能据此凭直觉猜测是谁。你可能会注意到自己的同事有点奇怪，或者感觉到他们性情乖戾，或是他们出现了职业或个人生活问题，但表面上他们往往非常得体、彬彬有礼，是非常理智的人，无论如何也无法将他们与我们通常所认为的、穿着专门精神病人服装的精神病人联系在一起。但如果他们看起来"和大家一样"的话，那他们是哪里出问题了？我们又怎样去判断谁健康，谁不健康呢？当然，如果有一个万能且准确的、能够直接判断一个人是否正常的标准刻度就好了，例如，可以用尼禄（Nero）或其他著名疯子的名字来为这个标准刻度命名。这个衡量标准还得有一个合适的工具，比方说温度计。将其放入口中，很快就知道这个人是否精神健康，是否需要把他送到专门的诊所，或是需要去看心理医生。但遗憾的是，现实生活中的情况要复杂得多。

首先，我们的心理状态不是静止的，即使一个健康的人也总会处于不同的状态中：他时而专注、时而分心，时而乐观、时而沮丧，时而有耐心、时而易怒。因此，标准应首先是一个动态平衡，而不是一个绝对的指标。著名俄语教师和精神病学家娜塔莉亚·斯蒂尔森（Natalia Stilson）在《生活杂志》（*Live Journal*）上以 gutta–honey 的名字被人熟知，她以莫斯科地铁为例，非常生动地解释了"正常"标准的相对性。标准作为某种反应的平均指标，它是一个人能在社会成功生存所必需的（这里的成功不是指获得财富和荣耀，而是为了"不脱轨"），标准就像是中央地铁站，你必须要定期进站，以免从生活中消失。同时，经常处于地铁站里面或旁边的人很少，更多的情况是人们总是来回走动，但他们会不时经过"检查点"，由此来保持自己处于被允许的范围内，尽管每个人都有自己的路线。而"不正常"的情况则会复杂得多：有些人从来没有出现在中央地铁站过，他们与大多数人的区别是肉眼可见的，而有些人会时不时地出现在中央地铁站，但在"检查点"的区间内他们会跑到未知的远方：他们有时是正常的，有时是不正常的。经常会有这样的情况（复发性抑郁症、精神分裂症和双相情感障碍）：大多数时候，一个人过着正常的生活，但情况有时会恶化；此外，如果治疗成功，有时甚至是简单地缓解，昨天的病人今天病症就会消失。因此，不能一劳永逸地给一个人贴上"不正常"的标签。

如果采用统计学标准，那么，即使在我们所习惯的情感状态方面也会得出自相矛盾的结论。柏拉图曾写道，"爱是一种严重的心理疾病"。现代科学研究表明，这位古希腊哲学家离真理已经很近了，只是他这句话所谈论的不应当是爱，而应当是迷恋，特别是单相思："肚子里的蝴蝶（忐忑不安）"会在我们的大脑中引发一场真正的神经化学风暴，并会显著影响我们的注意力和判断力，在情况恶化时会发展成病态、成瘾。比萨大学的科学家发现，在痴迷的情况下，大脑的某些区域会像得了强迫症一样活跃。

从这一推理可以继续延伸，最终得出结论：幸福也是一种反常现象。许多人认为，经常对生活感到满足是一种人们所希望的正常状态。但是，这是我们所习惯认为的典型心理状态吗？利物浦大学的理查德·本特尔（Richard Bentall）教授于 1992 年发表了一篇具有争议的文章，在文中，他声称幸福是一种心理疾病，可以称之为"愉快型情感障碍"。他极力想证明，幸福在统计学上是一种具有某些特定症状的非典型状态，属于认知障碍的范畴，通常与中枢神经系统功能异常有关。因此，唯一反对将幸福列入诊断手册的理由是没有人会抱怨幸福。本特尔总结道："但从科学的角度来看，这是一个无关紧要的标准。"

当然，本特尔教授并不是说幸福的人就应该被强迫送到精神病院，需要服用大量治疗药物。他发表的那篇文章不应被视为一种行动指南，但其中包含了一个非常重要的思想：我们不能在没有评估精神障碍如何影响我们生活质量的情况下就为其下定义。并非所有偏离统计指标的现象都可以被视为需要接受治疗的功能障碍，我们需要从它是否对一个人或周围的人造成某种伤害的角度进行判断。

关于标准的相对性，有一些非常特别的例子。根据德国汉诺威科学家的一项研究表明，健康人的大脑会将面具背面视为凸出来的面孔，尽管阴影游戏明显表明它是凹进去的。不仅如此，即使我们知道自己面对的是面具的背面，而不是正面，我们的感知也不会改变。更有趣的是，那些被诊断为"精神分裂症"的人，他们的大脑不会受到这种光学欺骗。因此，在这种情况下，有病的人能够看到客观事实，而健康的人却给自己制造了幻觉。那么，谁才是不正常的呢？

同样重要的是，牢记心理健康和心理不健康并非泾渭分明的对立两极，而是一种连续的状态。在心理疾病的边缘也会有正常状态（重点强化，我们稍后将讨论），对同一种疾病也可以进行细分。例如，有一种双相情感障碍，它会产生精神变态，患者会想象自己是蝴蝶之王，或者会卖掉房子，只为在古巴建立一个乌托邦公社。而有些双相情感障碍的患者不仅仍然具有行为能力，而且能够工作，并与人保持有效的关系，尽管他为此付出了巨大的努力。很多这样的人根本不在精神病学家的视野之内。

此外，标准本身是一个哲学概念，它与社会规则和习俗密切相关。在不同的历史时期、不同的文化和环境中，对世界的正确理解和看法也在发生变化，推崇的行为模式也有所不同。即使一个狂热的完美主义者，也不太可能理解中世纪武士在犯了一个错误后剖腹自杀的行为，而同性恋，现在已经不被认为是一种心理疾病，但在 20 世纪时却需要在诊所接受治疗。一个会让现代人很容易患上创伤后应激障碍的场景，在角斗场的观众看来则非常无聊。精神病学家伊利亚·安蒂平（Илья Антипин）解释说："不能脱离社会和文化背景来研究心理健康问题，也不能脱离广义的条件。在亚马孙或中非丛林中绝对正常的人，在北美或欧洲显然就会成为不正常的人。"

用什么来检测

即使从哲学的角度来看，健康心理学最为薄弱的一个方面是诊断的准确性。像温度计那样的精神病检测仪器还没有发明出来，到目前为止，与精神病有关的诊断都是根据病人自己、他的家人，以及其"不正常"行为的目击者的"描述"做出的。这些描述都非常主观，还有很大的解释空间。有时，不仅普通人、就连精神病学家都无法分辨出病人和健康人。

1973 年，美国心理学家大卫·罗森汉（David Rosenhan）进行了一项不同寻常的实验，该实验至今仍激励着反精神病学人士。罗森汉和他的 7 个同事（都是精神健康的人）为自己设定了一个任务：他们假装自己出现听觉幻觉而进入精神病院，然后证明自己是正常人，从那里出来。为了以防万一，每个假装的病人都和律师保持着联系，如果事情发展中出现了变数，律师会把他们救出来。实验按照计划进行：他们向医生谎称听到了一些奇怪的声音，并不断重复咕哝"虚无""空洞"之类的单词，或是"砰砰"的声音，而在其他方面，他们则只需正常表现。幸运的是，他们最后没有用到来自律师的救援行动，但恢复正常并不容易：所有参与实验的人都被诊断患有严重的精神疾病（主要是精神分裂症），让他们服用大量药物，他们平均住院 19 天（有人多达 50 天）。有意思的是，其他精神病人在分辨假病人方面做得更好：大约三分之一的人对他们表达了合理的质疑。

但最有意思的还在后面，在心理学家宣布了自己的实验结果之后，一家现代化的、设备齐全的著名医院的工作人员说，他们这里不会有一个假精神病人，为了对他们工作的严谨性进行检查，罗森汉承诺在 3 个月内会将一名或多名假病人送到医院。结果，医院的医生们自豪地向实验人员展示他们找出的 42 名假病人，但令医生们恼火的是，罗森汉承认，事实上，他从未派过任何一名假病人过去。所以，被怀疑的实际上都是无辜的真病人。

客观地说，我们必须承认，精神病学领域的许多重要研究是在 1973 年之后进行的。最近的一次是在 2008 年，BBC 的系列纪录片《地平线》（*Horizon*）进行了一项类似的实验，该实验也经常被反对精神病学的人士提及。10 个人（其中 5 人患有精神病）被带到一个由 3 名精神病学家组成的委员会面前，精神病学家需要找出其中的精神病人并对他们进行诊断。专家们猜中了两名精神病人，对第三名病人做出了错误的诊断（尽管这里还有一个问题：到底谁错了？是专家，还是病人以前的医生？）。另外，还把两名健康的人当成了精神病人。然而，有两个细微的差别值得考虑：首先，挑选病人的目的当然是为了混淆"结果"；其次，他们并没有以传统的方式与医生交谈，而是在完成不同的任务，想让医生发现他有精神问题。通过观察一个人如何思考和他的站立姿势对其进行诊断，要比使用带有明确症状列表的正式问卷困难得多。

在任何情况下，考虑到大多数人很难清楚地描述自己的内心感受，而精神病学家则了解所有的人类情感，包括具有主观性的东西，如果有可靠的诊断方法就好了。神经生物学的发展和建立人脑详图的尝试，为今后出现更为客观的正常心理活动评判标准带来了希望。目前，一些研究者已经开始使用脑电图或核磁共振成像的数据，尽管这一方法有助于提出新的前瞻性假设，但还不能广泛应用。即使是最先进的诊断仪器，也只能在病情严重或慢性疾病的情况下查出问题，"轻微"的脑损伤通常不会超出误差范围。

此外，病人两种相似的神经生理学症状可能会导致不同的疾病（例如，前额叶皮层是大脑中负责自我控制和理性行为的区域，其功能一旦发生紊乱就会造成许多常见疾病）。另外，一种疾病可能是另一种疾病的原因或后果。例如，有时认知障碍是由抑郁症引起的，有些痴呆症有时会导致抑郁症。当然，我们最近在大脑研究方面有了很大的进步，但到目前为止，精神病学仍然是医学中最为模糊的一个领域。

所以，一切都是相对的

然而，标准的模糊性和评估中缺乏客观性并不意味着关于标准的概念可以像帆船一样随风飘荡。即使我们不能确切地说出什么是绝对健康的心理，但明显不健康心理的标志大多数专家还是认同的。德国心理学家埃里希·弗罗姆（Erich Fromm）将标准定义为"生产能力、与社会的不可分割性、通过情感与外部世界联系、通过智力理解客观现实、意识到自己的独特性和与他人的联系"。现在又出现了如何衡量这些指标的复杂问题，现在让我们试着更加详细地分析这一定义。如果从相反的角度来看，我们可以说，不正常的状态是：

- **低效率的脑力劳动**：关于工作中的效率标准，我们可以争论得面红耳赤，但当《闪灵》（*The Shining*）主人公托兰斯努力地写小说，然后发现全篇文章都只有"只会工作不玩耍，聪明孩子也变傻"（All work and no play makes Jack a dull boy）这一句话时，我们会毫不怀疑这家伙有严重的问题。

- **与社会疏远**：如果不断重复"人是一种社会存在"这样的观点，即使性格内向的人也会被气疯，从心理学、人类学甚至神经生物学的角度来看，这种说法是正确的，但这并不意味着，要对那些喜欢图书馆而不是舞厅的人，或者抗议自身社会环境中某些规则的人持有偏见，但是如果明显不能（不要与"不情愿"混淆）与周围所有人相处，则是一种机能障碍。

- **对周围世界不能做出正确的情绪反应**：同样，细微差别取决于脾气性格。胆汁质类型的人可能认为黏液质类型的人是"蔬菜"，而黏液质类型的人则认为胆汁质类型的人是"疯子"，但是，如果一个人在着火的房间里继续不为所动地看书，或者仅仅因为对方不按要求把盐递过来就把刀子插进了他的眼中，那这个人这样做的原因就不可能仅仅是与众不同的性格问题了。

- **脱离客观实际**：正如英国哲学家乔治·贝克莱（George Berkeley）所认为的那样，存在就是被感知。尽管在主观唯心主义的强烈影响下，坚信自己会飞或80岁的祖母被中央情报局招募仍然很容易被证实，现实对那些与之脱节的人来说是非常残酷的。

- **无法认识到自己的独特性**：这听起来太笼统、太富有诗意了，但从本质上来看，它说的是关于人格的界限。如果你不能把自己的思想、情感和欲望与他人的思想、情感和欲望区分开来，就无法过上正常的生活（这里说的不仅仅是精神分裂症），这些界限往往会变得模糊，且不会伴有妄想观念，例如人格障碍。

- **无法维持亲密关系**：社会强加的一种观念——"如果你找不到对象，你就是一个失败者"引起了许多人极大的愤怒。但对于人类心理来说，我们自然需要一种对某人或某物的依恋，依恋对象可以是家庭、朋友、工作、爱好、爱人或者豚鼠。依恋障碍是正常心理机制的一种失调情况。

不得不承认，弗罗姆的标准是以健全的理智为基础的。我们看到，上述所有状态不仅仅是抽象的"错误"——它会妨碍一个人过正常的生活，并给他或周围的人带来痛苦。精神疾病的正式定义是："一种临床上重要的行为或心理综合征或类型，它会发生在个体身上，通常与一个或多个功能障碍或功能受限有关，并伴随有痛苦、死亡、疼痛、丧失劳动能力或严重失去自由的风险。"也就是说，精神健康标准的概念是与生活质量分不开的。因此，精神病医生的工作原则就是"不主动求医，就不做诊断"。如果一个人对自己满意，只要他（客观上）不会妨碍到他人，那么他的表达方式只是他个人的事。

思想是物质的

虽然我们对自己的大脑还不够了解，尽管研究方法还不完善，但精神病学还是被认为是一门科学学科。我们相信，它目前的问题也只是其成长的代价（因为直到 20 世纪初，才开始用科学的方法研究精神病学）。

为什么我们会对医学的其他领域较少持有怀疑态度呢？可以想象一下，一个人滑雪的时候不幸摔倒了，摔断了胳膊。当然，他会去看医生，因为他遇到了只有专家才能解决的客观问题：剧烈疼痛、肿胀、手臂不能动等。没有人会对他说："振作起来，你这个懦夫！在非洲，人们经常摔断手臂，这没什么大不了的！"外科医生会根据患者的自述、对受伤情况的描述以及 X 光片来进行诊断，并安排治疗。即使我们对某一位医生的水平持怀疑态度，但通常也不会对诊断方法本身有所怀疑：X 光显示骨折，比如桡骨。治疗的原则也很清楚：用石膏将骨折的部位固定，以便它能够愈合，并恢复如前。当然，并不是所有的情况都像这样简单明了，也不是所有预防和治疗身体疾病的方法是在不经过论证的情况下采用的（否则，也就不会有《豪斯医生》这部电视剧了），但在普通医学中，至少可以更清楚是哪里疼。

一个来看心理医生的人，甚至可能不认为自己的问题是客观存在的，这些问题会在身体层面上有反映。在他看来，情绪是乙醚振动层面上的东西，精神病学家则是类似于萨满这样的人，他能够通过仪式歌和手鼓把一切恢复原位。70 年前，精神病的治疗确实类似于青蛙腿上的巫术，对情绪和意识的研究更多地属于哲学家、而不是医生或生物学家的研究领域。但今天，由于核磁共振、脑电图和许多其他的科学成就，我们知道得更多了。情绪和思维不再是抽象的形而上学概念，而完全是我们大脑中具体的物理过程。

大脑由不同的部分组成（间脑、端脑等），每一部分又被划分成不同的区域，其名字有时令人意想不到（例如丘脑、海马体、胼胝体，甚至还有脑桥或导水管）。通常，每一区域负责特定的功能。海马体负责"吸收"重要信息，并将其从短期（有效）记忆传送到永久记忆；丘脑负责对来自感觉器官的信息进行初步处理；导水管（没错，这就是它的名字！）负责向大脑的某些区域提供脑脊髓液；脑桥负责从大脑到脊髓之间的信息传输。大脑中具有共同功能且经常相互作用的区域，我们将其合成单独的系统。其中最重要的一个是边缘系统，它几乎包围了整个大脑，负责形成动机、记忆、情感和睡眠。

　　大脑的不同区域通过神经递质相互连接。在神经细胞的连接点（突触）上有大量受体，当脉冲到达神经元时，会释放出某种神经递质（一种特殊的化学物质）。它将附着在相应的受体上并将其激活，在下一个神经细胞中产生电脉冲，后者会将信号继续传输。神经递质的化学成分和功能各不相同。例如，有名的"快乐激素"（事实并非如此）是血清素，而"应激激素"是肾上腺素。重要的是你要知道，所有这些神经递质在大脑中都可能引起不同的反应，这不仅取决于神经递质的组成，还取决于它们在大脑中的活动区域，以及它们所附着的受体类型。例如，MDMA①和LSD②两种药物的功效是由其对血清素

---

① MDMA，主要成分3,4-亚甲二氧甲基苯丙胺，俗称摇头丸，是一种毒品。——编者注

② LSD，麦角酸二乙酰胺，是一种毒品，是一种强烈的半人工致幻剂和精神兴奋剂。——编者注

在社会意识中流传着一种荒诞的说法，即血清素、多巴胺、内啡肽是快乐激素。让我们撇开这个事实，所有这些物质都不是激素，尽管它们有类似的功能。以血清素为例（原则上，这一逻辑适用于所列的所有物质）。人类大脑中共有 7 个受体家族（从 $5-HT_1$ 到 $5-HT_7$），其中一些还具有 A~E 的亚型。它们负责身体的各种功能，同一个受体可能同时负责呕吐和勃起。我们知道，在所有这些受体的不同组合中，对情绪有影响的是与受体 $5-HT_{2A}$ 和 $5-HT_{2B}$ 发生作用的物质。如果血清素附着在其他受体上，则完全不能保证你会产生愉快的情绪。同时，受体 $5-HT_{2A}$ 和 $5-HT_{2B}$ 也负责身体的其他功能。例如，$5-HT_{2B}$ 也会影响食欲。1997 年以前使用的、为了治疗肥胖的药物芬氟拉明就是作用于该受体。顺便说一句，滥用该药物的副作用是它会令人精神愉快、兴奋。据推测，电影《梦之安魂曲》中主人公莎拉·戈德法布（Sarah Goldfarb）的母亲正是因为服用该药来减肥，最后将其用作兴奋剂药物。

将血清素（以及任何其他神经递质）的功效简化为一句"产生快感"是错误的；这就像是武断地说：电脑的用途就是玩网络游戏和进行网络社交。是的，这可能是它最好玩的一个功能，但远不是它最主要的功能，更不是它唯一的功能。

受体的作用决定的。但是，它们给人带来的感觉却有很大的不同：前者会造成大脑皮层兴奋，手舞足蹈，不停摇头，而后者会让人产生幻觉和视觉障碍。

我们所有的体验、情绪、思想、行为、动作管理，包括我们的无意识行为（心跳、呼吸或食物消化等），都可以归结为这种神经生物学的相互作用。从字面意义上看，我们的情感和思想是物质的。要想对其进行证明，可以让一个体重为 80 千克的男性服用精神活性剂量的酒精（0.3%）或者大约 150 克 40 度的伏特加（但不作为直接推荐！），他会情绪高涨、精神放松、注意力下降。这些变化完全是由大脑中具体的生化反应引起的：释放出了 γ- 氨基丁酸（我们将在第 4 章中进一步讨论）以及 γ 受体的超活化性。同样，任何精神状态都是大脑某一区域正常功能发生变化的结果。从这个意义上讲，受体功能障碍与引起肾结石的肾脏疾病没有根本区别。

现在困难来了。大脑是我们身体中最重要的器官（根据大脑本身的说法），它的防护程度最高，结构最为精密。大脑藏在厚厚的颅骨内，我们观察不到它的活动过程，它不受任何干扰，对我们尝试影响它的任何努力都非常敏感。我们有一个科学假设：杏仁体（Amygdala）在形成恐惧感方面起着关键作用。但我们如何测量它呢？

- 我们可以（其实，这种可能性非常有限）看看杏仁体是如何在恐惧时被激活的。因为没有测定恐惧的通用刻度尺，只有根据所观察到的外部反应和对受试者的主观评价，推测出他经历了恐惧。假如我们接受这一推测，那如何确定被激活的大脑区域正是与恐惧有关的区域呢？每分钟流经大脑的血液将近 1 升，每秒活跃的突触数量有 1.6 万亿个。我们如何将需要的信息与白杂波区分开呢？

- 相反，我们可以人为地用电刺激杏仁体，并观察身体的反应。可能没有人会同意成为一只实验鼠。即使有人同意用自身做实验，出于道德原因，也不会有权威的出版物发表我们的研究结果。我们只能拿实验鼠来做实验。话又说回来了，我们怎么知道老鼠经历了恐惧呢？我们是否确信人类的杏仁体与啮齿动物大脑的相应区域相似，以至于我们可以进行类似比较？

- 最后，我们可以看看一个人没有杏仁体会怎么样。在这里，一种罕见的 Urbach-Wiethe 遗传病（类脂质蛋白沉积症）会对我们"有所帮助"，这种疾病会损坏杏仁体。对该病患者进行观察表明，没有杏仁体的人确实没有恐惧感，但这是极少数的情况。我们如何研究还没有出现这种疾病的大脑其他区域？又如何研究会导致人死亡的那些区域呢（比如说下丘脑）？

这些问题至今仍没有答案。我们只能不断积累知识，并在其基础上做出推测，挑选矛盾性最小的理论。到目前为止，还没有一个概念能将我们所有的心理学知识有机地结合起来。即便如此，精神病学还是在朝着正确的方向发展。

不知道真相的科学

这是怎么回事

我们已经习惯了自然科学通常能非常准确地解答我们的问题。例如，众所周知，地球围绕自身轴线旋转一周需要 24 个小时，水在电流的作用下会分解为氢和氧。如果我们发现了一些想象不到的事情，我们就会认为事情是非理性、不科学的。然而，情况并非如此。

实际上，现代科学经常面临不确定性（在科学上讲是"非决定性"）的问题。科学家们将无法预测的具体实验结果称之为不确定的。例如，微观粒子相互作用的物理过程（或量子力学）与非决定论有关。为此，许多理论被打破：爱因斯坦反对这一观点，他说："上帝不会掷骰子。"然而，这门学科已经存在了 100 多年，我们每天都在利用它的成果。只要说"没有量子力学就不会有计算机中的微处理器"就足够了。一个世纪前，我们还没有掌握大量的基础知识，比如有关不可分割基本粒子的知识。在这类科学中，运用的是数学的一个分支——概率论。概率论的研究对象是随机变量所影响的过程。干扰的不确定性使科学工作变得复杂，但这并不意味着它是不可能的。以掷骰子为例，我们不知道掷一次会出现什么数字，但我敢打赌，掷 4 次肯定会出现一个 1 点。我们在半数以上的情况下都是对的。几乎所有被迫承认"随机性"的科学，包括精神病学，其工作原理都是这样的。我们不知道一种药物如何发挥作用，但我们能够知道服用它是否对治疗某种疾病有帮助，以及它的治愈率能达到百分之多少。

如果不了解原因，我们该怎么做

假如我们一起发明了一种药物，想要知道它是否有治疗效果。我们以感冒药为例（其他药物的研究方法类似）。

让我们先用简单的方法：我们把这药给 50 个感冒的人服用，一周后再检查他们的病情。7 天后，我们得知 35 人已经康复，15 人仍然生病，但情况有所好转。很好，我们的药没有使任何人送命，但它对治疗感冒有帮助吗？我们似乎可以得到肯定的答案，因为大多数的病人都康复了。但事实上却不是这样，我们对感冒药仍不能下结论。统计学教师在谈到这种错误时喜欢说："有相关性不代表有因果性"。这句话的意思是，事件之间可循的联系完全不意味着一件事是另一件事的起因。类似错误的一个经典例子是："大多数曾经吃过柿子的人都已经死了，所以柿子会导致人死亡。"

好吧，我们已经吸取了这个教训，现在要更聪明些。我们将给第一组 50 名感冒患者服用我们的药物，而第二组 50 名患者将完全不接受治疗（在科学上，这样的分组分别被称为"实验组"和"对照组"，研究本身被称为"对照实验"）。一周后再对他们进行一次检查，我们看到了这样的景象：35 名服用我们药物的感冒患者康复了，而对照组中康复的只有 30 人。我们会想："这次肯定是成功了"，但我们又错了。

这里需要加入一段小故事。早在 18 世纪，约翰·海加特（John Haigart）医生写了一篇文章，说普通木针（针灸在当时是一门严肃的医学学科）的作用和非常昂贵的金属针一样，除非患者看到了它们的材质。1955 年，美国科学家亨利·比彻（Henry Beecher）详细描述了安慰剂的效应。从那时起，在所有药物的临床研究中，这种效应一直被考虑在内，尽管这种做法偶尔会受到批评。有人认为，由于安慰剂的作用，使得病人的治愈率达到 35%，当然，一切都取决于具体情况。事实证明，"期待康复"这一动机本身会在大脑和神经系统中引起一系列反应，这些反应本身可以产生治疗效果。也有可能，我们的药物根本没有任何治疗作用，只是病人从期待好转中使病情减轻。为了对我们的药物有效性进行评估，对照组必须接受安慰剂：这样的实验被称为"安慰剂对照实验"。为了不再出错，我们将不再"二次发现新大陆"。我们与专家进行商量，他们向我们解释说：今天，循证医学的黄金标准是随机双盲安慰剂对照实验。"安慰剂对照实验"已经是我们熟悉的术语。"双盲"指的是，无论是实验者还是病人，都不知道他们是否接受了安慰剂。只有在实验结束后才知道每个分组的成员是谁。"随机"是指两组的参与者都是随机挑选的。为了保证实验过程不受任何第三方因素的影响，这些条件都是必要的。由于分组是完全随机的，所以只要样本足够大，所有的"白杂波"都将消除差异。此时，试验者和研究人员都不会影响到实验过程，因为他们都不知道谁得到的是药物，谁得到的是安慰剂。通过这种复杂方法，现代医学（包括精神病学）成为一门真正的科学。我们可以得出统计学上的重要结论。可以推测出某种药物、基因、生活方式将以某种特定的方式影响人体，尽管目前还不知道这种方式是什么。

飞越疯人院：尴尬的精神病学问题

精神病诊断和标准确定方面的困难，并不是精神病学研究中的唯一绊脚石。批评者的第二个主要观点是：精神病治疗方法的害处大于益处，它不是将"非标准人群"最大限度地融入社会的一种手段。就社会而言，对精神不健全的人的道德评价和医学评价仍然不一致，他们的潜在危险性往往会被夸大。

黑暗的岁月

并不是所有的治疗方法都像我们想象的那样可怕。在杰

克·尼科尔森（Jack Nicholson）主演的电影《飞越疯人院》
（*One Flew Over the Cuckoo's Nest*）中，他扮演了一个极具性格
魅力的罪犯麦克·墨菲（Mc Murphy）。在故事的结尾，主人
公接受了脑叶切除手术，他塑造的角色给我们的感觉是无助且
痴呆，而他所在的精神病院本身就像一座带有护士监视员的监
狱。然而，米洛斯·福尔曼（Milos Forman）的这一作品与 20
世纪 60 年代的精神病院几乎没有共同点。即使拍摄地点俄勒
冈州医院的最近一次脑叶切除术发生在 1958 年。此外，脑叶
切除术（有的医生称为"前脑叶白质切除术"）在当时是一种
符合实际的方法。大多数关键药物（镇静药物安定、抗抑郁药
阿米替林、精神抑制药物氯丙嗪）直到 20 世纪 50 年代才被发
明。在此之前，精神病医生对精神疾病几乎没有任何药物治疗
手段。由于脑叶白质切除术通常是对重病患者进行的，该手术
的另一种备选方案是把患者绑在床上或泡在冷水里。手术结果
令人安慰：在 1961 年的一项研究中，对 9284 例脑叶切除术患
者进行了观察，手术后 69% 的患者症状变轻，只有 6% 的患
者病情恶化。虽然说，当时对研究的要求并没有那么严格，但
在精神病学发展的那个阶段，这已经是一个进步了。顺便说一
句，葡萄牙人埃加斯·莫尼斯（Egas Monitz）因发明了前脑叶
白质切除术而于 1949 年获得了诺贝尔奖，而且，尽管对手术
方法存在争议，半个世纪后诺贝尔奖委员会仍拒绝撤销这一奖
项。此外，精神病学并没有完全放弃"外科式"的治疗方法，
因为这一方向具有应用前景。圣保罗医学院神经外科室的专家

对 56 例前脑叶白质切除术进行了分析。他们的结论是：通过准确的手术干预（自脑叶切除术后，医生们学会了更准确地进行脑部手术，且没有明显的副作用，手术更加方便快捷），57% 的精神分裂症患者的情况有所改善。这里我们说的是病症比较复杂、药物治疗没有效果的病人。

精神药物推销团队

来自反精神病运动的一个有名指控是，精神病医生已经被药品制造商收买，因此，他们在诊断时普遍会夸大病情，或者会虚构并不存在的疾病，目的是让尽可能多的人服用"救命"药。这些指控不能说是毫无根据的，精神药品制造商当然想扩大市场，并已在某些地方取得了成功。参与编写《精神疾病诊断与统计手册》的专家和研究药效的专家都被发现与制药推广团队有联系（2008 年，哈佛大学的 3 名科学家参与了这起丑闻，他们将新的抗精神失常药物用于治疗儿童双相情感障碍，调查发现，他们每人从药品生产商那里获得了 100 多万美元）。但幸运的是，没有足够的理由认为，制药企业的行为已经构成阴谋。与几乎所有领域一样，精神病学领域也有许多的利益集团，他们的意图各不相同，不可能形成单极力量。

此外，服用药物的患者数量增加，这不仅与贪财的精神病医生有关。许多人即使在轻微病症的情况下也会请医生开处方药，而不是进行心理治疗或改变生活方式。孩子的情况更为复杂，如果父母没有掌握必要的教育方法，只希望孩子尽快恢复正常，他们可能会夸大症状的严重性，从而导致对注意缺陷多动障碍或双相情感障碍的过度诊断。总的来说，这个问题确实存在，但它可以通过提高精神病院内部的透明度和提升患者本身的自觉意识来解决。这并不意味着药物在原则上不起作用，它帮助了许多人。但不应该对处方药完全不加批判地接受，在公开的资料中，可以找到关于某些药物有效性的大量科学文献。

人权和强制住院

强制住院的做法引起了许多恐惧。一方面，恐惧是有道理的：这种隔离有时会被用于非医疗目的，为了摆脱恼人的亲属或政治活动家。另一方面，如果精神病人对其他人表现出侵略性，并且完全不认为自己有必要去医院，这是否意味着他个人的自由比周围人的安全更重要？如果一个患有严重抑郁症的人想要自杀，并且拒绝住院治疗，尽管经过治疗很可能会让他恢复正常，那么应当尊重他做的这个决定吗？在我们看来，可以且应该讨论一下法律中的某些细微差别，并尽量减少滥用法律（特别是在大多数情况下，精神病患者并不具有危险性，这与流行的观念相反）。我们严重怀疑完全禁止强制住院会带来绝对的好处，在某些情况下，短时间住院可能是合理的。

遗憾的是，从全世界范围来看，精神病防治所和精神病院的服务质量仍然很差，而如果要说俄罗斯，例如，2013 年在俄罗斯 57 个地区进行的一项研究表明：42% 的精神病院大楼需要大修。它们大多数都是很久以前建造的，俄罗斯精神病人的生活空间仍然是按照苏联时期精神病学的标准设计的，由于资金不足，病房中的布置非常简陋。由于医院人满为患，使得每一个病人享受到的医疗服务较少，且由于医疗系统的不透明性和社会监督较差，病人很难争取自己的权利。

与此同时，整个文明世界仍在致力于精神病学非制度化，也就是说，尽量减少病人与社会的隔离，精神病治疗机构应当由社会而不是国家来资助和监督，门诊治疗应是第一选择，其次才是住院治疗。世界上第一个没有精神病院的国家是意大利，瑞士和瑞典也采取了类似的模式。这种方法确实有很多好处：对待病人更加人性化，病人会更好地融入社会，降低了医疗人员舞弊行为的概率，这样做可以通过精神病学来解决社会和政治问题。但很明显，这是一个渐进的过程，它需要完善的基础设施，以及政府监察官员、医疗服务机构、社会活动家和媒体的相互协作。

疾病诊断数量增加和污名化

现代精神病学经常被指责的一点是，发病数量在不断增加，就是说，觉得大家都像是精神病人，但以前这些病症从来没有人重视过！但是，正如我们所说过的那样，整个精神病学不能服务于医生和药剂师的既得利益。摆在独立专业进步人士面前的是一项更加人道的任务：帮助尽可能多的人解决心理问题。这其中确实存在一些错误，我们的祖先无疑没有注意到，但它们对现代白领的生活有着明显的影响。如果有新的方法（包括副作用最小的有效药物）可以帮助病人解决心理问题，为什么不用呢？

与精神病诊断相关的负面问题，其实不在于诊断本身，而是在于整个社会对精神疾病的错误认识。所有疾病都按照同一个标准来诊断，尽管疾病的严重程度可能不同：根据这个指标，一些精神疾病可以与糖尿病甚至癌症相提并论；而有些疾病，如干预后治疗效果良好的轻微小病，可能就相当于急性病毒性呼吸道感染（需要再次说明的是，也可能同一诊断的结果就会有这样大的差异，即使精神分裂症也不一定就是幻觉和妄想）。只要我们将对待精神疾病的态度等同于认为自身缺陷是有错的，到时我们自然会抵制诊断，而这些需要精神病医生帮助的人将独自面对他们的问题。此外，许多疾病对一个人行为的影响很容易与他的性格缺陷相混淆。一个抑郁症患者，他常责怪自己愚蠢、懒惰和懦弱，并且越陷越深，无法自拔，应该让他知道不是由于他的过错而使他失去了工作能力，而是由于客观原因。他和他的家人都应明白这一点。从这个角度来看，对病人进行诊断（如果试图像对待身体疾病一样对待心理健康问题，并减轻其对自我评价的影响）甚至可以让病人得到安慰。

坏人-病人

同时，可能会有这样的人，他们希望将自己所有的缺点和错误行为都归咎于疾病（例如，有人会说："亲爱的，我没有扔垃圾，因为我有意志行为障碍。"）。人格障碍是一个特别尖锐的问题，特别是反社会型人格障碍，研究表明，患有这种人格障碍的人能够意识到自己行为的后果，但其本性很难使他们体会到恐惧、羞耻、同情和悔恨，这往往后会导致他们要么从事违法活动，要么变得非常不合群。从哲学的角度来看，这就提出了一个严重的问题：如果一个人在生物学上具有强烈的反社会行为因素，那么对他进行谴责是否公平？但是，当下对他人进行道德评价也会导致其他疾病，如注意力缺陷综合征（如"你的孩子没有教养！"）或抑郁症（如"我也不想工作，但我可以强迫自己，我是一个懒人！"）。

在这种情况下，当一个人的不当行为被解释为心理问题时，就会产生道德上的不适感，周围人往往认为这是一种不公平的赦罪符（至少在病症"不严重"的情况下），而忘记了"不自在"的行为其实是一个人"不自在"世界图景的直接后果。除了极少数情况外，没有人会自愿保持疾病状态，除非它得到了很好的补偿，且某些症状带来了一些有形的好处，例如在创意领域。因此，与"我也是，为自己找到了借口！"有关的恼怒是毫无根据的。是的，事实上，消除对精神疾病的污名化，普及有关精神疾病的科学知识，可能会导致精神疾病假冒者的出现或疑病患者人数的增加。但这并不是拒绝（在人际交往方面）有实际问题的人的理由，在这方面，与其指责真正需要帮助的人，不如去责怪无所事事的懒汉。

如何进行心理调节

⌣

　　在目前的科学发展水平上，对精神疾病的研究仍然像盲人摸象的寓言故事一样，科学家们观察到了一连串稳定且具有重复性的症状，给它起了名字，并试图对其进行分类。这可以通过以下几个特征来实现：病因（起源）、发病机理（与病理过程相关的变化）、临床表现的相似性（症状和诊断相关的分析数据和研究数据），或者通过统计来实现。现在，我们回到整套工具资料的问题：目前，我们非常清楚各种疾病是如何表现的，并且可以大致推测出大脑哪些区域以及在什么情况下会发生故障。但这种神经生物学的"bug"[①] 会导致出现非常不同的症状。这里面既有那些前额叶皮质有问题、患有抑郁症、第三天买不到食物的人，还有那些处于发狂阶段，在过去 24 小时里分别从两家公司辞职，现在正准备乘坐 19 世纪的纵帆船环游世界的人。因此，到目前为止，在精神疾病的主要分类表中强调的是临床表现，尽管从科学的角度来看，从病源的角度着手会更准确。此外，一些学者认为，我们所知的所有精神疾病，它们的起源实际上是同一种疾病。"单一精神病"的概念起源于 19 世纪中叶，时至今日它仍未得到证实。支持这一观点的理由有：

————————

① 　bug，程序设计错误，也引申为问题、缺陷。——编者注

- 许多疾病都与基因有关。在统计上，精神病患者的亲属不仅更容易患同样的疾病，而且容易患几乎所有类型的疾病。一个由遗传学家组成的精神病遗传学学会在2013 年发现了"五大精神疾病"：精神分裂症、双相情感障碍、抑郁症、注意缺陷多动障碍和自闭症。它们是由负责处理神经元钙离子的两个基因的融合突变引起的。

- 精神疾病的高度共病性，也就是说不同的精神疾病同时存在不同疾病的症状。例如，只有 26% 的抑郁症患者没有同时患其他疾病。

- 不同疾病用相同的药物治疗。抗精神失常的药物对躁狂型精神病和精神分裂症有效，抗抑郁药物对强迫症和抑郁症患者有效，苯二氮䓬类药物对酒精依赖和焦虑症有效[1]。

- 根据一些研究（如伦敦精神病学研究所），从统计学上讲，单一精神病模型所描述的症状与多疾病模型一样多。

然而，需要指出的是，这一理论在现在的科学界并不占主导地位，而是被用作辅助理论。所有现代分类都基于一种更流行的方法，该方法将症状归因于不同的疾病。如果你想了解，可以查看第十版的国际疾病分类表或者美国的 DSM-5 手册

---

[1]　关于每种药物的详细信息详见相应章节。

（精神障碍诊断与统计手册，第五版）。但是我们认为有必要简要介绍一下将疾病进行分类的一些重要原则。毕竟，这不仅仅是一种科学的形式，也是我们心理"失调"的关键原因所在。

三层结构

根据对人格影响的深度，所有精神疾病通常可以分为三个层次。第一层次为神经症，指一个人能够保持适当的行为，对正在发生的事情持批判性态度，但他患有情感障碍（与情绪相关）、植物性功能障碍（内脏和系统功能紊乱，如呼吸急促或心跳加速）和躯体性功能障碍（与躯体疾病相似的症状，如头痛）。

第二层次为精神错乱，此时，病人开始失去与现实的联系。他可能会出现妄想、幻觉或意识模糊。他可能不知道自己生病了，也不知道自己行为的后果。这一层次的病人被大多数人视为是"真"疯，表现出这些症状：耳中有天使和爬行动物的声音，会割掉耳朵，用回形针制造永动机，认为自己无所不能等。这里还包括更安静、更不可察觉的状态，如现实感丧失（对事情有不真实感，一切都像在梦中或电脑游戏中）和丧失个人自我感（人格特征和情感好像消失了，好像以第三者的视角来看自己的行为）。

第三层次为精神变态，是一种人格障碍。这意味着症状在某种意义上与患者的性格正好相反。也许我们每个人都至少遇到过一个看起来完全有责任能力，但行为却完全反常的人，如：

冷酷的阴谋者、病态的骗子和戏剧之王，他们的生活在任何情况下都像是在表演，通常都是迅速入戏。在试图确定这些疾病的病因时，研究人员发现了疾病的生物学条件和特定的家庭教育模式。人格障碍有很多种，有的伴随有其他疾病（精神分裂症的谱系中包括精神分裂型人格障碍和分裂型人格障碍），而有的单独出现。例如，反社会型人格障碍和边缘型人格障碍，对于这两种疾病我们将在单独的章节中进行讨论。我们挑选这两种人格障碍，是因为它们不太为人所知，但它们经常出现，并给人们带来了许多不便。人格障碍中还包括读者更为熟悉的自恋型人格障碍。

何去何从

疾病的根源也可分为三种类型：外源性、内源性和心理性。外源性疾病，顾名思义，是由外部原因引起的疾病，这类疾病包括：

- **嗜好**：偏执于某种行为的嗜好，如赌博或服用精神麻醉药品；
- **因滥用各种药物毒品而引起的精神错乱**："震颤性谵妄"或出现"昆虫"类的幻觉，这就是为什么吸食了可卡因或甲基苯丙胺的人会扭动自己的双手；
- **颅脑损伤后遗症**：这种外源性疾病的一个最明显的例子是著名的菲尼亚斯·盖奇（Phineas Gage）的故事，他是一名道路工人，头部不小心被铁杆刺穿了。盖奇活了下来，甚至康复了，但大脑某些区域的损伤导致了其人格发生不可逆转的变化：以前平和的一个男人开始变得不可预测和具有侵略性；

- **表现为非精神疾病副作用的疾病：** 例如病毒性肺炎可能因幻觉而加重，传染性肝炎会导致抑郁症和歇斯底里症。

内源性疾病是由内部原因引起的疾病，通常与遗传、大脑某些区域的功能障碍和神经元紊乱有关。例如，神经元之间通过神经递质交换信息的机制被破坏。该类疾病包括精神分裂症、癫痫和双相障碍。

心理性疾病是一种由心理原因引起的疾病：失去亲人后出现的创伤后综合征或抑郁症。但是，如果说外源性疾病很容易理解的话，那么区分心理性疾病和内源性疾病就不那么容易了，遗传因素往往只有在与压力结合时才会起作用，而压力更容易压倒那些具有自然因素的人。

存在与意识

我们已经说过，思想在某种意义上来说是物质的，许多不健康的心理状态表现为 CT 或脑电图上可以看到的大脑功能障碍。然后，就是鸡和蛋的问题了：我们已经知道，意识和大脑之间的作用是双向的。人们曾经认为，随着年龄的增长，大脑会"硬化"并失去灵活性，但从 20 世纪下半叶开始，科学文献已经证明事实完全相反：大脑在损伤后可以恢复失去的神经连接（在某种程度上），因此，在新的经验的影响下，大脑会建立新连接（任何对我们来说不寻常的思维方式都被称为"经验"，此时，我们的意识不再走的"路径"逐渐增长，就像肌肉在没有体力负荷的情况下会萎缩一样）。

因此，我们并不是总能确定疾病起源于哪里，以及最好从哪个方面着手研究。一方面，有机损伤或神经功能障碍很可能导致一个年轻快乐、生活幸福的百万富翁产生消极的想法，如：生活是荒诞的、不公平的，它充满了混乱，只有死亡才是确定的（好消息是，如果你感觉自己就是这样子，有可能通过服用药物来找回生活的意义）。另一方面，在某些情况下，增强意识（遵循当前内心感受并从第三视角对其进行审视的能力）和与心理治疗师进行交流，甚至能够将精神分裂症和双相情感障碍患者从地狱中解救出来，更不用说抑郁症和焦虑症了（坏消息是，通过不断地心理暗示，长此以往，你可能会改变大脑的生物化学状况，使其变差）。

神经可塑性（大脑在经验影响下发生变化）是精神疗法所支持的一个很好的观点，但目前还缺乏依据。认知行为疗法及其衍生而来的疗法在精神疾病治疗中或多或少得到了科学验证，并显示出了重要的结果，但这主要是因为该方法很容易被形式化描述，并且效果相对容易验证。有关各种精神疗法的有效性问题，我们将在特定疾病的章节中进行详细讨论，一般来说，我们应该知道以下几点：精神治疗比完全不治疗要好，尽管不同的研究表明，不同比例的患者感觉到了病情好转，但良好的效果也可能是由于安慰剂产生的效应（众所周知，在精神疗法中，安慰剂对照实验法产生了这样一个难题：因为与治疗师的谈话是以相当自由的形式进行的，很难说它何时不再是精神治疗了）。在某些情况下，精神治疗的效果可以与药物治疗相媲美；而在某些情况下，药物治疗的效果则优于精神治疗。

有意思的是，旧的心理学理论在最近对大脑工作原理的研究中获得了新生。其中包括出现了如"神经精神分析"这样的研究方向，该研究试图将弗洛伊德（Freud）和荣格（Jung）的观点与神经科学联系起来。这种方法的拥护者将无意识行为和边缘系统（比负责理性思维的前额叶皮质古老得多，并且往往在我们找到合理的理由之前就会作出决定）、性欲和多巴胺能系统（被认为是动机和追求享乐的动力）进行了比较。考虑到在过去几十年中，精神分析在科学中的地位已经大大动摇，有人认为这只是一种重塑形象的尝试，特别是因为神经精神分析学家的主要工作是协调旧理论，而不是开发新的理论（而神经生物学家似乎对这一过程并不是特别感兴趣，到目前为止，这一倡议只是来自心理学阵营）。但人类意识的工作流程是一个非常复杂且多方面的过程，大脑中与意识相关的功能障碍可以（根据患者的经历、性格、气质、行为习惯、文化和社会背景等）以不同的方式改变患者的世界观。到目前为止，没有一种神经科学工具可以帮助我们获得有关个体意识的详细景象，因此与心理学家合作是一种"将各点串联起来"的可行方法，它使我们可以更全面地了解精神疾病患者大脑中所发生的事情。

在疾病的边缘

正如我们所说的那样，精神健康与精神疾病之间的界线划分是相当模糊的。一个人被认为是健康的，但他的一些品格会给他带来不方便。例如，有"重点强化"这种现象。

重点强化是临床标准范围的一种人格特征，它会对某些影响产生扭曲的心理反应，如：一个人过于封闭或过于情绪化，他的思想和情绪变化会非常快；或者相反，他总是沉溺于同一类主题。从本质上讲，重点强化是人格障碍或其他心理疾病（可能永远不会出现）的"前兆"。但这并不能说它就是绝对不好的，突出的个性特征带来了明显的弱点和明显的竞争优势。具有偏执狂式强化（偏执型人格障碍－"轻型"）的人是多疑的、易冲动且爱记仇的，他们有很强的目的性和工作效率；精神分裂症患者容易被社会孤立，但他的个人主义会使得他按自己的方式思考和找到具有创造性的方案。强化理论还没有得到正式承认，该理论在俄罗斯（比世界其他地方）更被人熟知，但它常被心理学家和精神病学家广泛使用。

阵发性躁狂型精神病还是抑郁症：
文化是否会造成心理疾病

﹀

我们已经说过，健康标准的概念是由社会需求提出的，因此在许多疾病诊断中，必须确保（假定）患者的行为不受文化或社会环境的约束。然而，这种文化或社会环境是什么？任何一本手册中都没有明确规定：什么样的行为可以被视为偏离了社会规范，什么行为符合社会规范。每一个单独的案例都全权交给了医生，这是现代精神病学的另一个重要问题。

让我们来看一个简单的例子。世界卫生组织每几年进行一次全球调查，以了解不同国家患有各种精神疾病的人数比例。让我们看看 2009 年的调查结果，根据该调查，近半数美国人在一生中都患过某种精神疾病；而在尼日利亚，这一比例仅为 12%。我们可以得出一个简单的结论：生活在一个对自身文化要求过高，且高度城市化的资本主义国家非常复杂，人们有着多于其他地区人们 5 倍的压力（或者相反，娇生惯养的欧洲人只是思虑过多，遇事犹豫不决）。但魔鬼通常隐藏在细节中，乐于与他人分享内心经历的偏好，以及对这些经历重要性进行评判的标准，可能会因文化而异。一个中东人更有可能将自己的心理疾病看作一种宗教感受，他甚至不会想到去看医生。精神疾病的污名化程度和对医生的信任程度也起着重要的作用。例如，俄罗斯人完全能够在回答程式化问候语"你好吗？"的时候说出哈姆雷特的独白，或者在车上与邻座诉说自己的生活，但去看心理医生往往是他们最后的选择。但在中国，患者往往能了解自己的病情，但相比较于现代临床医学，他们中的一些人更加青睐中医。此外，在中国和俄罗斯，医生对"精神分裂症"的理解非常广泛，对"情感障碍"的理解则较狭隘，这就导致了统计中前者的数量非常多（相反，在美国，在模棱两可的情况下，患者更可能被认定为双相情感障碍）。在这些国家中，极有可能会出现对某些疾病诊断能力不足的情况。

我们还注意到，世界卫生组织在这些国家调查时所使用的是标准问卷，但不同人对问卷的解释各不相同。其他针对特定疾病的研究（采用了更专业化、"个性化"方法的研究）结果却相反：美国是抑郁症患病率最低的国家之一，北美患焦虑症的比例虽然略高，但并不太明显。对世界卫生组织问卷调查结果进行研究的人员指出，在精神病发病率较低的国家，有更多的"边缘"症状（状态），这些症状只是缺少将其划分为某一疾病的迹象。需要补充说明的是，疾病分类（国际疾病分类 ICD，精神障碍诊断与统计手册 DSM）主要是由欧洲和美国学者制定的。因此，疾病在西方世界更容易被诊断，因为它们通常是根据西方文化背景来描述的。但是我们能否把一个文明的成果推广到其他文明地区呢？

另一个值得思考的问题是所谓的"文化束缚综合征"，它是与特定社会或文化背景有关的综合征（既包括精神疾病，也包括身体疾病）。在第四版的《精神障碍诊断与统计手册》中就有这个术语，手册的附录里面对其常见综合征进行了描述。其中最有名的是阵发性躁狂型精神病，它在马来西亚、印度尼西亚和菲律宾的居民中很常见，并在斯蒂芬·茨威格（Stefan Zweig）的同名小说《马来狂人》中有生动的描述。它的名字被视为盲目性无动机攻击的同义词。这是一种情绪性攻击行为，会在人们一段时间的沉默后突然爆发，在情绪爆发期间，人会陷入不受控制的愤怒状态，会拿起武器并攻击周围的人。在这样的状态下，患者甚至会杀人。在电影《金斯曼：特勤局》中，超级恶棍瓦伦丁（Valentine）就患有类似于阵发性躁狂型精神病，电影中的一个正面角色是科林·费斯（Colin Firth），他最后发疯并制造了教堂里的疯狂屠杀，他的表现很好地诠释了阵发性躁狂型精神病的症状。几个世纪前，马来人相信患有阵发性躁狂型精神病的人有一个邪恶的灵魂，但现在的研究人员倾向于认为这不是一种单独的疾病，而是另一种（也可能是几种）精神疾病的特殊表现。抑郁症、双相情感障碍和重度人格障碍经常是被怀疑的对象，欧洲人也会患这些疾病，但这些疾病在上述国家中的表现更为特别。

还有一种特殊的文化相关性综合征：缩阳症（或恐缩症，koro），它在中国、印度和东南亚地区最为常见（尽管在欧洲人中也有个别病例）。病人开始觉得自己的阴茎变小或完全消失了，尽管实际上一切都没有变化（通常，只有男性容易得这种疾病）。幸运的是，这种错觉不会持续很长时间，一般几小时到几天不等，但它们可能具有传染性，有时会发展成传染病。从西方精神病学的角度来看，缩阳症很可能是焦虑症或变态恐惧症的外在表现（对某些轻微身体缺陷的病态依恋）。这种表现的形式非常奇特，它与心理特征结合在了一起。在东方文化中，性能力一般与活力相联系，因此可以认为，在中国人或印度人的想象中，对死亡的恐惧是以这种方式表现出来的（尽管这仍然是一种推测）。无论如何，由于社会结构、信仰、偏见、禁忌和其他社会文化因素的不同，同一起源的疾病可能有不同的表现形式，这对于具有不同背景的诊断医师来说是一个难题。

有时会出现一种倾向：把某种疾病视为时代的标志。在浪漫主义时期，忧郁是一种时尚（比较像现在的抑郁症或其轻症版本——"心情不好"）；在维多利亚时代，歇斯底里受到普遍关注（当时它完全不需要进行诊断）；而根据一些心理学家和精神病学家的说法，现代欧洲人的生活方式会导致他们产生自恋障碍型人格（自拍文化和社交网络使得人们更加倾向于认可周围人，并不断想要将自己与其他朋友进行比较）。但我们能说精神疾病的发生率（具体某种疾病，以及精神疾病整体）正在上升吗？依据什么数据可以得出这样的结论？

当我们试图研究这个问题时，我们再次遇到了信息的局限性问题：精神病学作为一门科学，可以说直到20世纪初才出现，在它存在的整个期间内，诊断标准发生了多次变化和修改。一些精神疾病直到20世纪80年代才被发现。因此，从今天的精神病学家的角度来看，很难说当时的统计数据具有多少代表性。

然而，研究显示了某种趋势。根据美国国家卫生研究院的数据，美国人 2000 年年初患抑郁症的比例比 20 世纪 90 年代初增长了一倍多（7.6% 对应后者的 3.3%），每一代人都有很高的概率患上抑郁症。圣地亚哥大学的研究人员进行了一项大型的 Meta 分析[①]研究，研究发现，今天的年轻人患精神疾病的概率是 1938 年时同龄人的 6~8 倍（基于相同的诊断方法——MMPI 人格测试）。将经济统计数据与世界卫生组织的精神病研究进行比较可发现：一个国家的国内生产总值与其居民患抑郁症的风险之间存在正相关关系。根据哥伦比亚大学人类学家的研究数据，在保留传统狩猎和采集者生活方式的部落中，抑郁症的发病率较低。由此可以得出结论，社会现代化进程（如经济和科技发展、生活节奏加快、消费主义、城市化）与抑郁症的发病有某种联系。科学家提出了产生这种关联性的几种可能原因：导致肥胖的不健康饮食，身体活动减少，睡眠节律紊乱，社会分化和个人主义的发展。然而，我们知道，关联性并不意味着就具有因果关系。日本是世界上发达的经济体之一，其萧条程度低于许多与其国内总产值相接近的国家。有人猜测，日本人对这种疾病的"免疫力"可能与其特殊的海洋饮食和集体主义心态有关。日本人不太注重个人成就，自我价值观对日本人个人成就的影响不像对西方人的影响那样大。然而，谜底可能更简单：在日本，人们根本不习惯分享心理问题。

---

① Meta 分析：又称元分析（meta-analysis），是统计学中将多个研究结果整合在一起的统计方法。——编者注

结语

⌣

- 精神病学中的健康标准这一概念相当模糊，我们不能依赖于纯粹的统计指标或人类行为的古怪程度。此外，心理健康和不健康是同一谱系中的不同点，而不是相对的两种状态。有关心理健康标准的概念也与文化习俗有关。然而，这并不是说没有标准，精神病学家提出了一系列的标准，可以相当可靠地确定一个人的心理功能是否正常。

- 精神病学存在的一个问题是缺乏客观的诊断手段，对某人精神疾病的诊断必须依靠患者及其亲属的主观描述和医生的观察。但随着神经科学的发展，可能会有更精确的确定大脑功能失调的方法，因为任何奇怪的心理反应都在身体层面上有所体现。我们的感受、情绪、思想、行为以及行为管理都可以通过大脑不同区域之间的相互作用来完成。

- 到目前为止，人们对产生精神疾病的根本原因知之甚少，但尽管如此，基于循证医学的原则，科学家们能够找到足够有效的治疗方法。

- 人们对精神病有很多的恐惧和偏见，其中有些是有根据的。精神病院的服务质量、对人权的尊重、对病人的看法、精神病医生相对于制药公司的独立性，所有这些都有待改善。电休克疗法也不是对病人毫无意义的折磨，而是治疗抑郁症真正有效的一种方法。

- 根据对人格影响的深度，可以将所有精神疾病划分为神经症、精神错乱和精神变态，而根据病源划分，则分为内源性、外源性和心理性疾病。

- 意识和物理大脑之间的作用是双向的：神经生物学和神经化学紊乱会影响人们的想法和行为，而想法和行为也会相应地改变大脑中的神经化学物质。因此，对精神疾病的治疗既可以采用心理疗法（尽管并非所有的心理疗法都有效果，也不是所有疾病都适合接受心理治疗），也可以采用药物治疗。

- 许多精神疾病在世界各地都有发现，尽管也有与特殊的文化有相关性的综合征。但将不同国家的情况进行比较是非常困难的，因为诊断方法不同，而且当地居民承认疾病症状的自愿程度也不相同。

第 2 章

摄魂怪之吻:

什么是抑郁症

世界正逐渐变得不同。变得更加昏暗、更加单维度。就如同你透过潜艇的观察窗来看这一切。所有以前很容易做到的事情：空间定位、作出决定、集中精力做某件事情、与人交谈，都成了一种考验，你可以亲身感受到它有多沉重。所有以前感到快乐和有兴趣的事情都失去了意义。

这是一位临床抑郁症患者博客中的一段话。28 岁时，安娜是一位备受追捧的设计师和摄影师，她周游了半个世界，有一个爱她的丈夫，有一只名叫洛基的爱斯基摩犬。在她办公桌上的笔记本电脑里有一份单独的文件，上面列了一份长长的生活计划清单。在文件里还有一些非常好玩的项目，比如"至少穿晚礼服跳进泳池里一次"，但也有一些非常严肃的项目，比如"成立自己的设计工作室"和"跑马拉松"。

现在，安娜已经无法看这份文件。"每次当我去打开它时，我都会哭。"安娜说。半年多来，她一直在接受抑郁症的治疗。而在此之前的一年中，她一直在进行着自我斗争，更确切地说，是与持续存在的消极情绪、颓废感、注意力不集中和自我评价下降等进行斗争。她说："我一直认为，应该存在着某种客观的罪责，如果将它消除，一切都会好起来的，我读了很多关于个人成长的书，换了一份更感兴趣的工作，并试着发展自己的兴趣爱好，处理自己与他人的关系，甚至去看了 3 次心理医生。但我渐渐地被吸进了浑浊的沼泽里。一开始我只是感到压抑和莫名的焦虑，然后开始出现了与注意力、创造性和智力工作相关的问题。这不像我们职业中正常的失去灵感，而是以前我认为有意思和重要的东西，现在都感觉已经没了兴趣。在某个时刻，我发现自己 8 个小时的睡眠时间已经不够。我醒来时感到心力交瘁，挣扎一个半小时都不能起床，我总是迟到。有时我不得不装病，请病假"。

安娜每天花四五个小时来调整自己的情绪，让自己做一些有用的事情。如果我们把 2012 年全世界人口中因患抑郁症而损失的所有工时加起来（根据世界卫生组织的研究数据），并将它们换算成年，将产生一个可怕的数字——7560 万年。相比之下，因艾滋病导致失去的时间为 9090 万年，结核病为 4380 万年。在抑郁症诊断率较高的高收入国家中，抑郁症与中风和冠心病并列为最具破坏性的 3 种疾病。

这些数字对于大多数人来说是意想不到的。现在，我们越来越意识到抑郁症的危害性。在电影或像弗兰兹·卡夫卡这样的名人所写的小说中出现的、具有破坏性的重度抑郁和冷漠，似乎是相当罕见的。事实上，我们不知道它在生活中有多常见。根据美国的各项研究数据，11.7% 的美国人一生中至少患过一次临床抑郁症（相比之下，患糖尿病的人约占 9.3%，患哮喘的约占 8.4%）。俄罗斯没有对这一问题进行大量研究，但我们可以推测出，比例不太可能比这低。根据俄罗斯仅有的研究数据表明，一些地区的统计数据令人担忧：在乌德穆尔特共和国的农村地区，一生中至少患过一次抑郁症的人数比例为31.6%。

很可能，我们如此不重视抑郁症研究的原因是"抑郁症"这个词本身早已失去了分量。它经常被看作一种忧郁、悲观的情绪或者由某种客观原因（与心爱的人分手或失去工作）引起的强烈负面感受的同义词。上述两种情况都是非常令人痛苦的，但它们通常都可以通过时间、新的愉快感受或某种意志力得到治疗。它们与严重的抑郁症（被正式诊断的"真正"抑郁症）不同。但如何判断它就是真的抑郁症呢？

"许多人身上都会出现不同形式的轻度抑郁症。通常自己就恢复了，就像我们得了流感或感冒后自愈一样，只是治愈的过程有时会比较长，"精神科执业医生伊利亚·安蒂平（Ilya Antipin）说道，"已经两个多月了，应该去看医生了。"不幸的是，很少有人会听从这个建议。在最好的情况下，只有三分之一的抑郁症患者相信专家能解决他们的问题。

安娜直到最后才相信自己的病很严重。她觉得她需要一次尝试，如果成功，一切都将变得像以前一样。但她的努力并没有收到效果。"我有一种感觉，我的生命正在被吸走，就像《哈利·波特》中的摄魂怪之吻一样。一天晚上，我甚至想：如果我在下班的路上被车撞了，那就好了。不，我不想死，我只是想受伤，然后去住院，让一切都远离我一段时间。这一切之中又都有谁呢？我不知道，可能是生活中所有的烦恼。你不会知道这个愿望有多强烈，我当时真的认为这是唯一的出路。这种想法一次又一次地萌生在我心里。幸运的是，我没有将这个大胆的想法付诸实施，在某个时刻，我意识到了这有多么不正常。然后，我就去看心理医生了。"

目前还没有有效的实验室诊断方法，因此，精神病医生通常根据患者自述来进行诊断。为了使诊断尽可能准确，医生们创建了一个严密的国际标准体系 ICD-10（国际疾病分类）。根据此标准，医生决定是否可以对患者做出某种疾病诊断（包括精神病诊断）。典型性抑郁症包括以下症状：

- **情绪低落（无论外界情况如何）**。它可以有不同的表现方式：第一类人会对自己以前的行为一直感到内疚，第二类人对未来失去了信心，第三类人自我评价非常低，第四类人会同时出现上述所有三种症状，第五类人则会感受到其他一些负面情绪。抑郁症患者有很多副面孔，但其主要特点是：患者会无缘无故地情绪低落。有时，沉重的压力或创伤事件会引发长期临床性抑郁症，创伤事件带来的反应可能会有延迟：好像一切都已经痊愈了，问题已经解决了，但突然一下子它就从生活中消失了。

- **不良情绪的持续时间**。一天中的大部分时间里，抑郁症患者都处在不良情绪中，这种状况至少会持续两周时间。一两个晚上的心情不好不能被视为抑郁症。

- **身体表现**。抑郁症是由人体特定的生化紊乱导致的。心情不好只是生化紊乱的后果之一。同时，抑郁症人群通常会伴有睡眠节律紊乱：患者要么失眠，要么总是像在做梦一样。患者经常会出现食欲问题：从完全没有食欲到长期的暴饮暴食。其他常见症状有：体重无缘无故减轻、性欲和注意力下降、经常感到疲劳，最重要的一点是生活质量显著下降（不要与生活水平相混淆："生活质量"的概念不仅包括对物质状况的评估，还包括对健康、生活和心理舒适度，以及沟通需求满足感的评估）。患者甚至很难完成自己的日常事务，日常生活变得困难，无力工作，即使与最亲近的人沟通也感觉不到愉快。

　　具有上述症状是做出抑郁症诊断的必要条件。然而，我们需要指出的是，其中许多表现往往会被巧妙地掩饰。我们的身体甚至可以适应最难以忍受的状况。在这种情况下，患者还会受到一连串身体问题的折磨：食欲不振、嗜睡、持续的疲劳感。我们将身体和情绪上的不适视为（根本上）不同的病症，但实际上它们是同一身体疾病的不同表现。同时，每个人的发病方式各不相同，因此症状也可能会不同。有时，甚至会出现症状中最为典型的一种特征——情绪恶化。

丢失的信件：抑郁症期间，大脑会发生什么

‿

安娜被诊断患有抑郁症的所有症状：一年多以来，她感到压抑、精神萎靡、注意力不集中以及精力不足。所有这些都影响了她的工作和个人生活，使她对自己非常不满意。"我有几次不能按时完成任务，老板建议我去休假。她知道这不是我的过错，她不想辞退我。但6个月后，我自己主动辞职了，我知道我已经无法适应工作节奏了，这让我筋疲力尽。从那以后，我成了一名自由职业者。我和丈夫的关系也破裂了：我很难进行正常谈话，我失去了理智，他开始抱怨我同他疏远起来。"

医生的诊断使安娜产生了一种矛盾的感受。一方面，她不得不最终承认问题的严重性，转而接受药物治疗。安娜从小就讨厌吃药，她对自己是"病人"这一身份感到恼火，尤其是抑郁症患者，而不是别人通常所认为（需要认真对待）的疾病。另一方面，病人这一身份又将使她摆脱罪恶感。很明显，单靠意志力，她是无法解决问题的。

"我开始研究我的问题——我看了《普罗萨克王国》，读了很多外国杂志上的文章，并试图在论坛上与病友们进行交流。我甚至对神经学有了点了解，因为我想知道这一切是怎样发生的。当我意识到这应该被视为一种常见的疾病，就像咽喉炎或胃炎一样，而不是一种（不知怎么就落到你身上的）怪病时，

我立刻感觉好多了。"

随着科学的发展和对人类心理深处的不断研究，人们对抑郁症发病机制的看法发生了变化。古希腊医生把这一切都归咎于体内"黑胆汁"过多（这就是"忧郁"一词的由来，直到 19 世纪末，该词一直被用来描述抑郁症，古希腊语"μέλας."意思为"黑色的"，"χολή"意为"胆汁、愤怒"），并建议患者放血和进行体力运动。"黑胆汁包裹着人的神志，就像眼睛的晶状体一样，当它透明时，眼睛可以清晰地看到东西，而当它变得浑浊时，眼睛就会什么都看不见。人的精神也是如此，也会变得沉重和不透明"，盖伦（Galenus）写道。在中世纪，压抑和消沉被解释为恶魔在作怪，需要进行驱魔仪式，而现代思想家则把原因归咎于懒惰和缺乏自律性。目前，即使对于科学家们来说，抑郁症的本质仍有很多未解之谜。但至少已经证明了，这种疾病与人们对它普遍的看法相反，它不是由心理的"劳累"引起的，而是由于身体具体器官的功能紊乱。

根据最流行的理论，抑郁症是由于神经递质代谢机制失调引起的。如上所述，这些化学物质（通过激活某些重要的受体）负责神经元之间的信号传递。同一个神经元可以根据其释放神经递质的组成和数量，从而向相邻神经元传递不同的信息。换句话说，神经递质就像是脑细胞发出的、使我们的神经系统发挥作用的指令。它通过专门的"接触点"（突触）在神经细胞之间扩散。为了直观起见，我们假设神经递质是一封信，而突触就是邮箱。神经元 A 是发信人，神经元 Б 是当地邮局，神经元中的某些受体则是收件人。在理想的情况下，神经元 A 会定期将指令投进信箱，指令随后会到达神经元 Б，并在那里进行分拣派送。

当一个人处于抑郁状态时，他大脑中的信息传递过程就有点像典型的"俄罗斯邮政"问题：神经元 A 把信投进了信箱，信件朝着神经元 Б 的方向走了……但事情却出错了。结果，收件人（受体）没有收到信件，信悄悄地被退回去了，但由于发件人（神经元）很忙，它没有注意到这个情况。在其他情况下，受体可能会收到一半或三分之一的指令，而不会有丝毫的怀疑。因此，神经元发出的指令中有很大一部分丢失或执行不当，这意味着大脑中的很多东西开始出错了。

在处于抑郁状态的时候，到达突触的几种神经递质（去甲肾上腺素、5-羟色胺、多巴胺等）数量不足（主要是这些物质属于单胺类，这种疾病理论因此被称为"单胺"假说）。每名患者都有自己的紊乱"状况"，因此不同的抑郁症患者会有不同的表现。例如，严重缺乏血清素会导致惊慌、焦虑和社交恐惧症，而缺乏多巴胺则会使一个人变得冷漠无情、缺乏动力。

由于神经递质之间相互作用的复杂性，目前尚不清楚患抑郁症的确切原因是什么。传统上认为，其主要原因是 5-羟色胺不足。现代大多数抗抑郁药的作用都是为了增加突触中的 5-羟色胺浓度。让我们再回想一下有关寄信的故事：抗抑郁药物阻止迷路的信件（神经递质）退回到发件人（神经元）那里，将其一次又一次地投入信箱并寻找收件人。虽然这并不能保证指令能 100% 到达受体处，但是显著提升了到达的概率。

更现代的抑郁症理论转向了神经可塑性研究。20 世纪末，科学家约翰·卡什（John Kaas）和迈克尔·梅策尼希（Michael Marzenich）发现，大脑内部神经元之间的联系不是固定的。它们总是在大脑处理经验的影响下不断被建立和破坏。其中，梅策尼希发现，将夜猴的手指切断后，其大脑中的认知图发生了变化，这种现象被称为神经可塑性。我们知道，长期的压力会对神经可塑性产生负面影响：传递信息的神经突起会缩短，其数量也会减少。大脑的控制性降低，其高级功能最先受到影响：记忆力下降、心情变差和认知能力降低。抗抑郁药物本身并不能直接恢复神经可塑性，它们会增加受体中的血清素浓度。然而，激活受体后会触发一连串的反应，从而促进 BDNF 蛋白的合成，在 BDNF 蛋白的作用下，神经突起开始生长，大脑恢复以前的神经可塑性。这个过程既缓慢又复杂，因此抗抑郁药物的治疗效果会在几周后才开始显现，也可能根本不显现，因为激活 5-羟色胺受体只是合成 BDNF 蛋白的间接方法。它的复杂性让人联想到从莫斯科乘火车到符拉迪沃斯托克（海参崴）的长途旅行。总的来说，我们可以到达，但过程中有可能会出问题。

"难道这就是抑郁症"

⌣

大多数安娜的朋友都不知道她的病。在为数不多的了解情况的亲密朋友中，也并不是每个人都能够认真对待她的问题。"你知道妈妈刚开始对我说什么吗？"安娜笑着说。她说，"哦，得了吗？真得了抑郁症的人会总想着往墙上爬，而你看起来甚至一点儿都不抑郁"。她确信我很生气。她认为我应该带着一副愁闷的表情走路，或者一直把自己锁在房间里哭泣。她很难理解：最可怕的不是悲伤，而是空虚的感觉。

我们把对抑郁症的典型反应做了一个排行榜，下面是排行榜上的几句话："振作起来！我已经受够了，但我会强迫自己坚持下去""你知道吗？所有的消极因素都只是存在于你的脑海里，生活其实是美好的""你只是需要一剂魔法药水！换工作、换发型、建立关系、参与创作、报名学习交谊舞、度假、从事极限运动""你不知道什么是真正的问题。看看来自顿涅茨克的最新报道；去索马里旅行；想象一下，假如你处在我的位置上，生活立马就会看起来像是天堂"。

关于抑郁症第一个根本的错误认识是，患者必须带有某种明显的痛苦印迹。很难想象那种可怕且无味的日常现象（疾病会渗入到个人生活中），因此，那些只是道听途说了解抑郁症的大多数人，在对抑郁症进行描述时总会带有较鲜明的色彩。通常情况下，疾病的外部表现并不是很明显，特别是对那些善于克制自己和具有高度适应能力的人来说。在一个不习惯讨论心理问题、看重不惜一切代价控制自己的社会中，这些人很可能会试图将自己的真实情况隐瞒到底。

此外，抑郁症并不完全都是消极因素，它通常指的是零、虚无、所有感觉消失。美国作家安德鲁·所罗门（Andrew Solomon）是普利策新闻奖的提名人，也是《正午之魔：抑郁是你我共有的秘密》一书的作者，他对这一疾病的真正本质下了定义："抑郁症的对立面不是幸福，而是活力。"但我们很少考虑过，失去快乐和兴趣对于人的心理来说可能比悲伤更具破坏力。安娜也承认："这种态度使我相信，我其实一切正常，我所有的痛苦都是虚构出来的。将自己和遇到实际问题的人进行比较后，我开始感觉自己更糟。我的好友科斯加最近和妻子离婚了，在他们签署离婚协议的那一天，他又充满了能量，他为了完成一个重要的项目跑去了单位！而我却花了好几个小时才打开电子邮件。"

当你试图将自己（没有类似经历）放到抑郁症患者的位置上时，你通常会让自己表现出心情不好。好吧，表现出极度恶劣的心情。你可能会回想自己一生中最为黑暗的一天是什么样子，这通常是我们在这种情况下所能表现出的最大程度的感受。但是，试图设身处地为病人着想的人却犯了一个严重的错误：他假设病人和他处于相同的意识状态。事实上，情况并非如此。

首先，我们把意志力看作是一种恒定的、与性格有关的品质。莫尔是个意志坚强的人，他在压力状态下，在接近 40 摄氏度的高温下、在自己祖母葬礼的当天仍保持着坚强的意志。但是从神经科学的角度来看，意志力是可变的，它非常不稳定。它取决于前额叶皮层的工作质量（大脑的这一区域负责行为控制和作出决定），取决于大脑产生多巴胺（负责产生动机作用的神经递质）的程度，甚至还取决于你吃得有多饱（南达科他大学的一项实验表明，当血糖水平偏低时，大脑会定期放松自我控制，以节省能量）。一般来说，这是一个非常依赖我们身体（特别是大脑）健康状况的指标。而在出现严重的神经生理疾病情况下，即使是英雄般的意志力也会像气球一样被吹走。而在临床抑郁症中，患者在生理层面上也会出现问题。

其次，意志力在没有动机的情况下效果不佳。正是动机让我们百折不挠地完成自己的事业。对于一个与妻子离婚的人来说，尽管自己的状况已经非常糟糕，但他还是去公司完成自己的项目，这个项目对他来说至少是有意义的。他脑子里的奖励制度还在起作用，他大脑中的一些事情仍然被打上了"重要"的标记。

而对于患有严重抑郁症的患者来说，所有这些标记都被删除了。对于他来说"去上班"、"去最喜欢的餐厅"、"整天躺在床上看天花板"和"从窗户跳下去"等可能是一样的。当然，从逻辑层面上来讲，他仍然意识到，去餐厅比从窗户跳下去要好，工作比躺在沙发上要好。但是，这种抽象的知识再也没有任何经验可以证实。为了更好地理解这种感觉，你可以想象一下，假如你从今往后再也不能区分食物的味道和体验到饥饿感，会是什么样子。在理论上，你知道法国糕点店做的蛋糕比浸泡在水里的面包好吃，土豆泥牛排比一罐可乐更有营养。但是当你吃东西时，你的身体没有获得任何信息并证实这一点。在没有这种反馈的情况下，你活得越久，就越觉得美味和营养的层次结构是相对的。处于抑郁状态的人也会有类似感觉，从这个角度来看，"失去了生活的味道"可以被认为是一个非常形象的比喻。

实际问题

然而，抑郁症患者的问题往往看起来像是臆造出来的，特别是当周围的人对其表现出足够的关注时。毕竟，即使我们接受了一个患抑郁症的人不能通过意志力来摆脱自己困境的事实，他所有的痛苦都是主观的，这些痛苦能被认为是一种真正的疾病吗？

事实上，许多研究表明，抑郁症会对我们的身体产生直接的生理影响。它不仅具有各种身心疾病症状，还会降低人体对常见疾病的抵抗力。以下是抑郁症对人体的主要影响。

- 虚拟的"疼痛"。在大脑中，神经递质水平的变化会导致一系列非常"明显"的身体疾病：头痛、消化系统紊乱、性欲障碍等。然而，对患者进行的所有检查和"病患"器官的指标都是正常的，但患者仍然有疼痛或不舒服的感觉。抑郁症的程度越严重，疼痛感就越大，反之亦然，精神疾病治愈后，身体问题也会消失。

- "头脑不清醒"。抑郁症患者往往会低估自己、怀疑自己的能力，因此患者口中所说的、关于"思绪混乱"和与智力活动相关的问题听起来不太有说服力。但密歇根大学的一项研究表明，情绪障碍确实会影响思维速度、注意力集中程度和作出正确决定的能力。在实验中，患有严重抑郁症的女性、处于双相情感障碍中抑郁阶段的被试者和健康人接受了关于注意力和认知控制的测试。平均而言，健康的参与者更快、更认真地完成任务。

- 应激激素水平过高。在抑郁症期间，身体会产生更多的皮质醇——应激激素。虽然抑郁症的发病机制尚不清楚，但据推测，在某些情况下，"调整"皮质醇水平可能会大大增加患者被治愈的概率。

- 记忆问题。现代理论认为，如果不加以治疗，抑郁症可能导致海马体出现破坏性进程，海马体是大脑中负责记忆的区域。这是因为在抑郁的状态中，糖皮质激素分泌过多，糖皮质激素是肾上腺皮层产生的类固醇激素，会影响大脑，导致某些区域神经元死亡。这些结构变化可

能会导致偶发记忆和口头记忆逐渐困难，这意味着患者
对新知识的吸收和对事件的记忆能力变差。

- **免疫力下降。**抑郁症会削弱人体免疫系统，特别是削弱
  T 淋巴细胞的作用，T 淋巴细胞主要负责消除体内的病
  毒、细菌和其他外来物质。

- **患心血管疾病的风险增加。**在患抑郁症期间，儿茶酚胺
  （肾上腺素、去甲肾上腺素和多巴胺）的水平会升高，
  从而使血管收缩和脉搏加快。这会导致血压升高，进而
  对心脏造成更大的压力。此外，抑郁症患者不太可能过
  上健康的生活方式：合理饮食、规律睡眠和进行体育锻
  炼。因此，他们患动脉粥样硬化、心脏病发作和中风的
  危险会增加。

伟大的平等主义者

⌣

抑郁症通常被认为是"第一世界的难题"，即只有文明程
度较高的国家居民才患这种疾病。但统计显示，这种疾病没有
国界。根据某世界顶尖大学向世界卫生组织提交的报告，2010
年在利比亚和叙利亚，因为抑郁症造成的劳动力损失为：1600
人–年/10 万人（人–年：一个人一年的工作量），相比之下，德
国为 1180 人–年/10 万人。阿富汗是该疾病流行程度和后果最严

重的国家之一，很难说这个国家的居民没有"实际问题"。

人们普遍认为"抑郁症是中产阶级的疾病"。的确，富裕程度较高的人有更多的时间考虑自己的精神状况，并有更多的机会获得专业的医疗服务。但是，我们知道，抑郁症并不是因为空闲时间过多而产生的，只是大多数生活在贫困线以下的人没有能力支付看心理医生的费用，而且他们通常不信任精神病院及医生。因此，很多人不去看医生，也得不到应有的治疗。同时，这也形成了一个恶性循环：抑郁症患者在工作中经常出现差错，从而造成收入减少，生活水平下降。

"美国的许多穷人也患有抑郁症，这不仅是由于生活在社会底层带来的受折磨感和屈辱感，而是一种临床疾病，其症状包括：对社会漠不关心、卧床不起、食欲不振、社交恐惧或焦虑、易怒、随意攻击性、无法照顾自己和他人"，所罗门在《正午之魔：抑郁是你我共有的秘密》中这样写道。他的观点得到了统计数据的支持：根据盖洛普团队 2011 年的一项研究，生活在贫困线以下的美国人中，有 31% 的人患有抑郁症，而其他美国人的患病率只有 15.8%。

抗抑郁药——快乐药丸

⌣

很难说服大多数人去服用治疗精神疾病的药物。首先，对于许多人来说，这意味着承认自己无法用意志来克服抑郁症。其次，接受这样一个事实并不容易，即可以用某种化学物质来改变内心感受中的微妙物质。他们最普遍的一种担心是：药物会影响一个人的个性，改变他的本性和性格。流行着这样一个说法：抗抑郁药是一种快乐药丸，一旦你开始服用它，你将成为一个无比快乐的"植物人"，你会对世间的任何疾苦都漠不关心。一旦对这些药丸上瘾，你会用复杂而丰富的情感生活来换取化学上的快乐感，换来万事万物都不能触动你内心的舒适感。

事实上，这些担心几乎是没有根据的。我们想象一下，抗抑郁药真的能起到"快乐药丸"的作用，也就是说，无论原始情况如何，它都会为每个人（无论是抑郁症患者还是健康人）持续带来愉快的心情；然而，奥斯陆大学心理学家进行的一项研究表明，抗抑郁药对健康人没有什么帮助。医生将健康的受试者分成两组，并让其中一组服用药物。两组之间没有观察到根本的差异。个体反应各不相同，但科学家们没有发现任何证据能够确切地证明：抗抑郁药可以让健康人的生活更轻松。

其次，抗抑郁药的作用机制本身不是为了"升级"大脑，而是为了"修复"大脑，排除其存在的故障。简单地说，所有抗抑郁药都旨在使大脑中神经递质的代谢正常化。

治疗史

⌣

在 16 世纪，著名医生和炼金术士帕拉塞尔苏斯（Paracelsus）发现鸦片在酒精中比在水中的溶解度要好。鸦片溶液具有麻醉作用，他把 10% 的鸦片溶液称为 "laudare"（意为 "值得夸赞"）。100 年后，英国医生托马斯·西德南（Thomas Siendham）在《关于急性病治疗和历史的医学观察》（*Medical Observations Concerning the History and Cure of Acute Diseases*）一书中对它的神奇特性做了描述。他建议用鸦片酊治疗各种疾病，其中包括我们现在所说的抑郁症。在接下来的 3 个世纪里，鸦片被用作治疗忧郁症的主要手段，正如约翰·福尔斯（John Fowles）在小说《法国中尉的女人》中所写的那样，在维多利亚时代，鸦片酊 "比圣餐更加普遍"。直到 20 世纪初，人们才开始意识到滥用鸦片制剂的副作用：身体上瘾、易疲劳、失眠等。20 世纪中叶，医学家们开始寻找新的抗抑郁症手段。就像经常发生的那样，治疗手段总是偶尔有帮助。

1951 年，科学家欧文·塞利科夫（Irving Selikoff）和爱德华·罗比泽克（Edward Robitzek）在纽约一家医院研究一种新的抗结核药（异烟酰异丙肼）对结核重病患者的作用。这种药物对结核病的作用不太明显，但在治疗过程中，医生注意到结核晚期病人的精神状况有了很大改善。就这样，世界上出现了第一代抗抑郁药——单胺氧化酶抑制剂。该药物能隔离那些破坏各类神经递质（包括血清素）和激素的物质。问题是，它们具有毒性，且与其他药物的结合性非常差。这种药物阻断了肝脏的一部分酶，从而使身体失去了处理部分化学物质的能力。对于美食家来说，使用单胺氧化酶抑制剂是一种折磨，因为在治疗过程中，含有酪氨酸的食物是完全禁用的：奶酪、奶油、熏制食品、啤酒、咖啡、红酒、酵母、巧克力、牛肉、鸡肝、香蕉、鱼子酱，以及许多其他美味食物。饮食失调可能导致"奶酪综合征"：剧烈头痛、发烧、出现脑梗死或中风的风险。但是，即使在严格遵守饮食规定的情况下，由于许多单胺氧化酶抑制剂具有高毒性，患者也会有患肝炎的风险。

1956 年，在欧洲大陆发现了另一种抗抑郁药——三环类抗抑郁药。它们因分子的特殊结构而得名（它们的分子由 3 个相互连接的环组成）。三环类药物的抗抑郁特性大体上是偶然发现的。20 世纪中叶，科学家们发明了抗组胺药（一种抗过敏药）。这些药物的副作用之一是具有很强的镇静作用。精神病学家由此看到了新型镇静剂的开发前景，并开始测试抗组胺药物作为镇静剂的效果。瑞士医院的医生罗兰·库恩（Roland Kuhn）研究了其中一种药物对抑郁症患者（带有精神病症状）的影响。结果一开始结果令医生失望：病人的症状仍然存在，但随着时间的推移，病人感觉好多了。

1957 年，库恩发表了他的研究结果，同年，一种名为丙咪嗪的活性物质出现了。它的抗抑郁作用来自阻断突触前膜对单胺（血清素、去甲肾上腺素、多巴胺等）的获取。事实证明，与单胺氧化酶抑制剂相比，三环类抗抑郁药的作用不那么"粗糙"。如果说前者提高了血清素水平，它只是阻止身体分解一整类物质的能力，那么三环类药物则更具有选择性。

可以想象一下，你需要把浴缸装满水，但是浴缸的排水口没有关闭，水龙头还堵塞了，水流很小。单胺氧化酶抑制剂非常粗鲁地完成了自己的任务：只是把水管破坏掉了，结果整个房间都灌满了水，包括浴缸。在这个例子中，三环类药物是一个被拆除的混合器。虽然你仍有淹没整个房间的风险，但至少主要的水流会流到它应该去的地方。

20世纪中叶的这些发现，其重要性再怎么高估也不为过。医学界第一次知道了，抑郁症不是由于"黑胆汁"过多或者自我与超我之间的冲突，而是由于自由神经递质不足造成的。因此，相关人员首次开始了"有针对性地"开发新的抗抑郁药，而不是意外开发出某种药物。科学家们开始在多个方向上寻找新的物质，并对旧的物质进行改进。在20世纪60年代和70年代，单胺氧化酶抑制剂和三环类抗抑郁药的谱系已得到极大扩展，其中一些药直到目前仍在使用（阿米替林、氯米帕明或司来吉兰）。

另一次革命发生在20世纪80年代初，瑞典人阿尔维德·卡尔松（Arvid Carlsson）注意到一种治疗感冒和过敏的药物具有镇静作用。在此基础上，他开发出了一种全新的抗抑郁药——齐美定。这种药物与前几代药物一样，能够提高大脑中血清素的浓度。然而，与此同时，它几乎不影响其他神经递质的工作，从而不会产生许多副作用，它能根据抑郁症的主要病因，有针对性地进行治疗。1982 年，药店里面出现了这种新药物的第一个替代药物——SSRI（选择性血清素再摄取抑制剂）。齐美定很快就被禁用了，因为其副作用有时会导致急性神经系统综合征，会造成局部瘫痪。而且，很明显，治疗抑郁症缺乏的是一种特定的药物，而不是一类物质。

选择性血清素再摄取抑制剂的前景激励了制药公司开发其他类似的药物。在 20 世纪 80 年代末和 90 年代初，有 3 种SSRI 几乎同时上市，它们就是现在治疗抑郁症的黄金标配：氟西汀（其商品名为"百忧解"）、舍曲林和帕罗西汀。这些药物由于具有更精准的方向性，它们在治疗抑郁症时不会产生大量副作用和中毒风险。事实上，如果超过 SSRI 推荐剂量 75 倍及以上，则可能会出现严重后果（而三环类药物过量时的危险症状可能在 5 倍剂量时就表现出来了）。如果我们继续拿那个浴缸的例子做比较，SSRI 的作用就类似于转动水龙头把手和增加水压。虽然漏水和水龙头堵塞的问题并没有根除，但主要问题至少更好地被解决了。

然而，SSRI 有两个重要缺陷。首先，像所有的抗抑郁药一样，它们是蓄积作用性药物。患者的情绪只有在治疗的第三周或以后才会好转。同时，在前两周，该类抗抑郁药会增加患者的焦虑感，并"解除"对其情绪的抑制作用。患者会处于危险的境地，他的情绪仍然很差，但已经恢复了意志和精力。通常在治疗的第一个月，患者的自杀率最高。因此，除了 SSRI

之外，医生在这一时期通常还会给患者开安定类药物，用以减少其焦虑情绪。

其次，已经得到证明，SSRI 在治疗重度抑郁症和耐药性抑郁症方面的效果不如三环类药物，这两种情况几乎占所有病例的三分之一。尽管如此，选择性血清素再摄取抑制剂并没有成为治疗抑郁症的灵丹妙药，因此新药的研发仍在继续。新一代抗抑郁药侧重的是摄取去甲肾上腺素、去甲肾上腺素和多巴胺、血清素和去甲肾上腺素。新药显示出了巨大的潜力，可能成为治疗抑郁症的新药。唯一的选择性去甲肾上腺素和多巴胺再摄取抑制剂药物也显示出与选择性血清素再摄取抑制剂药物相似的功效，但副作用更少。另一种治疗抗药性抑郁症的方法是电休克疗法（我们之前已经说过），患者对其产生反应的概率平均是三环类药物的 3 倍。

心理疗法

除了药物治疗，心理疗法也能够给患者带来帮助。荷兰奈梅亨大学的专家对 29 篇科学论文进行了统计分析，结果表明心理治疗是有效的。但波士顿大学的学者对荷兰专家的结论表示反对，他们根据 46 篇刊物得出结论，说心理治疗还不如安慰剂的效果大。但在我们看来，把药物治疗和心理疗法看成是相辅相成的治疗方法更为正确。如果说二者之间存在某种平衡的话，在美国国家心理健康研究所的建议中有明确说明：对于轻度抑郁症，心理治疗可能更可取。在这种情况下，抗抑郁药的效果只是稍微好于安慰剂，但同时会产生一系列副作用。心理治疗没有副作用（如果不考虑患者钱包的话），但效果几乎相同。在病情更严重的情况下，仅仅依靠心理治疗是不够的，这时抗抑郁药的效果会更好。而将不同方法组合在一起，则是一种更为有效的治疗手段。布朗大学科学家马丁·凯勒（Martin Keller）对抑郁症患者的研究证实了这一点。结果发现，使用单一方法（药物或认知行为心理治疗）治疗的患者中，只有 14% 的人感觉到明显的好转，而同时使用两种治疗方法的患者中，感到明显好转的人数是其两倍，达到 29%。

在抑郁症的心理疗法中，最好的方法是认知行为疗法（也称为认知行为治疗）和人际关系疗法，它们是短期、非常实用和针对性更强的治疗方法，选择哪一种方法取决于个人的喜好。研究表明，它们的效果是一样的。

认知行为疗法影响的是一个人在不同情况下的行为方式和感知方式，并在其出现错误时提供纠错方法。认知行为疗法的创始人亚伦·贝克（Aaron Beck）认为，人（关于自身）的思维过程有时是破坏性的，抑郁就是这种错误逻辑的结果。因此，改正消极思维可以改善心理健康。在治疗过程中，心理治疗师会要求患者讲述导致当前状态的原因，然后将患者面对这些诱发状况出现的反应进行分类，并查明错误反应的方式。然后，教会患者如何处理自动产生的消极想法，并将现实中真实发生的事件与个人（关于这些事件的）想法分开。这种方法可以消除悲观和妄自菲薄的情绪，使患者能够以更客观的方式看待世界。

在使用人际关系疗法进行治疗时，抑郁症被看作是一个人对人际关系中遇到的困难做出的反应。首先，要弄清楚疾病的所有症状，患者决定哪些症状需要改善。然后，患者列出一份其亲属和熟人的名单，并与心理治疗师一起确定每个关系给他带来了什么，以及他希望从每个关系中得到什么。存在的（涉及人际交往的）问题可以分为四类：失去某人带来的悲痛；所扮演的角色与预期不符；角色变化带来的压力（例如，换工作或休产假）；缺乏人际沟通（与亲人的关系不够亲密）。将所有这些进行分类整理后，心理治疗师会和患者确定几个现实的目标，并确定实现这些目标的时间。

结语

- 抑郁症是一种常见疾病。根据各种研究数据，在美国，有 5.9%~13.2% 的人一生中至少患过一次临床抑郁症。
- 根据世界卫生组织的数据，该疾病是全球导致死亡和丧失劳动能力的三大原因之一。

- 抑郁症不能通过意志力来克服，它是由大脑功能障碍引起的。关于抑郁症的病因，科学界最流行的是单胺理论，认为疾病与神经递质（主要是血清素）代谢紊乱有关。

- 抑郁症不仅会给人带来心理上的问题，还会带来实际问题：身心疼痛、注意力不集中和记忆力下降、心血管疾病风险增加等。

- 患抑郁症的人不一定看起来阴郁，他可能只是处于长期的冷漠状态，没有任何情绪不好的外在表现（这种类型的抑郁症被称为伪装式抑郁症）。

- 抑郁症通常被错误地认为是"第一世界的疾病"，但实际上每个人都可能会得抑郁症，无论他是穷人还是富人、欧洲人还是发展中国家的公民。

- 抗抑郁药能够提高血清素水平，从而治疗疾病。它主要分为 3 类：单胺氧化酶抑制剂；三环类抗抑郁药；血清素再摄取抑制剂。所有这些药物只能帮助"修理"出现问题的大脑，对健康的人不起作用。抗抑郁药不会让抑郁症患者比抑郁前更快乐。

第 3 章

情绪跷跷板：

什么是双相情感障碍

天快亮了，但萨沙仍觉得精力充沛。上了一天的课，开了两个办公会议，去看了电影，然后又去了俱乐部……好吧，这只是开始！"来我家看星星吧！"他对朋友说，"我知道现在从谁那儿能拿到望远镜。"

那些从小就认识他的人现在困惑地看着他的背影，萨沙以前是一个安静害羞的男孩，甚至有点忧郁。他不喜欢吵闹的团体活动，经常感到愁闷，不太自信。但是，在大学一年级的时候，他好像变了一个人似的。他突然变得非常活跃，喜欢社交，并结交了很多新朋友，他开始组织各种各样的学生社团。一大早就跑去健身房锻炼，学习成绩都是"优秀"，然后一直到深夜都忙于各种约会和聚会。他经常做翻译，并协助出版大学杂志。父母也非常喜欢儿子这样子，他们说，哪怕儿子把一部分精力转移给自己该有多好。另外，异性也更喜欢萨沙这样子。"我们是在一个聚会上认识的，在聚会上他是那样引人注目。当他开口说话时，你很容易忘记周围还有其他人，"萨沙的女朋友莉娜回忆道，"他很有口才，会饶有兴致地谈论各种奇闻逸事，经常召唤人们去做一些有趣的事情，他自己也经常完成一些非同寻常的事。有一次，他让我把床单绑起来，然后从宿舍的窗户放下去，他顺着床单爬进了我的宿舍里。感觉他从不知疲倦，什么都不害怕。"

萨沙对自己的能力越来越感到自信，这并不奇怪：他可以参加聚会，一晚上都不睡觉，而第二天早上再参加考试，他的口才给老师们留下了深刻的印象。他成了同学们心中的偶像，并逐渐开始相信自己几乎拥有了超自然的能力。但从某一时刻起，他好像开始控制不了自己的生活。他睡得越来越少，经常发脾气，抱怨周围人迟钝。他的一些想法，以前是认为稀奇古怪但好玩的，现在则是疯狂的。"我的大脑开始窒息。我想跑得再快一点，思考得再多一点，做更多的事情，我相信我有能力做任何事情，但周围的世界太磨蹭了，使我无法 100% 实现我的想法。然后我开始失去控制。"

有一天，萨沙知道自己该做什么了。他偷偷地从亲戚那里借了一大笔钱，据说是为了"做慈善"，但实际上只是把钱分给了穷人，最后一分不剩。他和他的家人至今还在偿还这笔借款。几周后，萨沙没有了之前的精神头，他陷入了严重的抑郁症中。

我们故事主人公曾经有的精力被许多人羡慕，但当我们发现他还有黑暗的一面时，萨沙被带到精神科医生那里，他被诊断为患有"双相情感障碍"。这种疾病以前被称为"躁狂抑郁症"，但后来换成了"双相情感障碍"这个中性的名称。

世界卫生组织将双相情感障碍列为导致人们丧失劳动能力的十大疾病之一。据估计，全世界有 1%~7% 的人患有双相情感障碍。双相情感障碍和重度抑郁症一样，属于"情绪障碍"一类。这种疾病的主要诊断标志是：人的情绪状态紊乱，并且时好时坏。这种疾病被称为双相障碍，因为它的特点就是两种对立状态的不断变换，就像是一个人坐在跷跷板上一样：从充满幸福和喜悦到无尽的忧愁，从精力过剩到精疲力竭，从自信到焦虑和自卑。跷跷板的摆动节奏取决于大脑中的生理过程，它不受控制，你只能治疗或尝试调整它。一些患有轻度双相情感障碍的人在（不需要平均分配精力的）自由时间里表现良好，如自由职业者或从事设计活动的人。其他患有重度疾病的人，则会在工作和个人生活中遇到许多问题。

简史

如果萨沙生活在古希腊，古代医生会先发现他患有"躁狂症"，然后又发现他患有"抑郁症"，尽管当时这些术语与现代对双相情感障碍的理解相去甚远，且包含更多的疾病种类（包括各种精神疾病）。不管怎样，希波克拉底（Hippocrates）和他的同事们对这种状况很感兴趣，并意识到它们与大脑功能紊乱有关。我们在关于抑郁症的章节中已经说过，古希腊人认为，抑郁症也与 4 种基本体液中的一种——黑胆汁——过多有关。躁狂症的病因一般是黄胆汁过多。人们认为，在夏天时，人更容易患上躁狂症，而在秋天或冬天更容易患上抑郁症，因此体液的平衡取决于季节和（一天中的）时间。体液理论一直持续到了文艺复兴时期，后来没有找到科学依据，但它间接暗示的、双相情感障碍与季节性和昼夜生物节律之间的联系，在 20 世纪得到证实。

长期以来，躁狂症和抑郁症被认为是两种不同的疾病，直到古希腊医生和哲学家阿莱泰乌斯（Aretaeus of Cappadocia，生活在公元 2 世纪）认为它们在某些情况下可能是同一疾病的不同表现形式。"有些患者在抑郁期过后会开始躁狂，"他说，"他们会戴着王冠出现在公共场合，就像夺得比赛冠军一样，有时会日夜不停地大笑、跳舞。"

但几个世纪以来，关于这种疾病的概念一直非常模糊。与"单纯的抑郁症"一样，在中世纪，躁狂抑郁症被认为是恶魔附身，需要通过魔法药水、放血，有时甚至是酷刑来进行治疗。然而，对精神疾病的无知看法并没有阻止医生开始使用另一种方法来治疗双相情感障碍，这种方法就是最早期的电休克疗法，具体做法是将一条电鳗贴在病人的头上。

最终，在 1854 年，神经学家和精神病学家儒勒·贝亚尔惹（Jules Baillarger）给法国皇家医学院描述了一种周期性精神疾病，这种疾病会在躁狂和抑郁之间周期性波动，他将其称为 "folie à double forme"（二联性精神病）。两周后，让-皮埃尔·法尔列特（Jean-Pierre Falret）向学院介绍了一种类似的疾病，即 folie circulaire（循环性精神病）。法尔列特还注意到，这种疾病会在家庭中传播，这导致出现了双相情感障碍的遗传起源假说，这一假说在今天仍然被认为是正确的。

随着精神分析的普及，研究方向出现了转移，由重点寻找精神疾病的生物学原因转向了研究人的内心世界。弗洛伊德认为，躁狂抑郁症是由得不到解决的内部矛盾引起的，他试图采用精神分析法来治疗病人，但结果并不成功。改变双相情感障碍历史的是德国精神病学家埃米尔·克雷佩林（Emil Kraepelin），他不同意弗洛伊德的观点，弗洛伊德认为社会和压抑的欲望在精神疾病中起着重要作用，而克雷佩林则坚信疾病的生物学原因。克雷佩林是第一个开始认真研究该疾病的人，他对精神疾病的分类在今天仍是许多专业人士开展工作的基础。

"但每个人都会有情绪波动"

正是这种怀疑，通常首先困扰那些试图理解双相情感障碍的人。也许我们每个人一生中至少会经历一次毫无缘由的快乐或悲伤、情绪高涨或萎靡不振，那么这种心情与周期性躁狂和抑郁有什么不同呢？

首先是持续时间问题。通常的抑郁或高涨的情绪会持续几个小时，最多几天。双相情感障碍的持续时间通常从两个星期到一年半、两年不等（平均为 3 到 7 个月），其中，抑郁阶段的持续时间平均为躁狂或轻躁狂阶段的 1.5 到 2 倍。

其次，双相障碍中的情绪更加强烈，更难以控制。情绪高涨时的喜悦心情，即使用悲伤的消息也不能将其平息；而在萎靡阶段，巧克力、休息或来自亲人的鼓励也不会对消除悲伤有太大帮助。这些状态可能根本与客观生活环境无关。

想象一下，你的内心突然充满一种强烈的喜悦心情，这种喜悦心情可能不会转化为富有成效的工作（在入学考试中，你非常想和邻桌聊聊天，或者在一次关于上一个项目中出现问题的办公会议上突然站到椅子上），然后向每个人讲解马雅可夫斯基（Vladimir Mayakovsky）的诗歌，但随后你突然进入另一种状态：感到筋疲力尽、软弱无力、生活失去了意义（哪怕一周前你刚发了奖金，现在你在海滨度假，或者酒店隔壁房间的美丽姑娘同意与你约会）。

在两种情绪爆发的间歇期，双相情感障碍患者可能会感觉自己很正常，不明白为什么会在他身上发生这种奇怪的事情，如果"愉悦"期延长（有时自发性缓解期可能持续数十年），患者会忘记在自己的生活中曾患过这种疾病，并会为未来制订计划，认为这样的事情不会再发生了。但这一疾病发病的次数和方式是不可预测的。

情绪异常高涨

⌣

"这个世界充满了快乐和承诺。我感觉自己很好，不仅是棒，而且是真的很棒。我觉得我可以做任何事情，什么事都不会给我带来困难。我的大脑非常清醒，我非常专注"，美国作家凯·雷德菲尔德·杰米森（Kay Redfield Jamison）在他的回忆录《躁郁之心：我与躁郁症共处的 30 年》（*An Unquiet Mind:A Memoir of Moods and Madness*）中讲述了自己在学生时期患轻度躁狂的经历，这本书是关于双相情感障碍最著名的图书之一。在书中描述的那段时间里，年轻的杰米森刚刚开始经历情绪高涨的状态，但她不知道的是，她将不得不忍受一种面对疾病、抑郁、长期与精神病医生合作，并为自己的生活而战的痛苦无助感。杰米森后来成为一名精神病医生，致力于研究这种疾病。

轻度躁狂是躁狂抑郁周期中最令人感到愉快的阶段。它很难被诊断为精神异常，因为患者会将自己的状态看作是一股相当正常的能量。患者能感受到情绪异常高涨，对各种事情都表现出强烈的兴趣（他可以对各种不同的话题感兴趣：从 16 世纪的琵琶音乐到机器人工程学或者神经科学，并会连着几个小时充满激情地、不间断地谈论自己的爱好）。最重要的是，他深受激励，准备好了付诸行动。如果你现在就可以抓住公牛的角，那为什么还要去等待，推到以后再做呢？特别是，如果一切都是那么容易获得：头脑像剃刀一样锋利，你可以洞察万物；能量像泉水一样，源源不断……

"我对一切都很感兴趣，"萨沙回忆道，"在外语系，任何事情对于我来说都很轻松。我同时学习了 4 种语言，我喜欢英国浪漫主义诗歌，我读了布莱克（Blake）和济慈（Keats）的所有作品，我给大学报社投稿，所有人都喜欢我文章的主题和标题。我不需要专门调整自己，甚至不需要特别努力去学习一些东西，一切都非常顺利。"

在这一时期，患者可以不知疲倦地工作。他睡眠很少，感到自己的身体更加有活力，对性和娱乐活动有着极强的欲望。他很容易调动自己的情绪，快速结识新朋友，与任何团体都能轻松沟通。然而，这样的"超能力"真的让人羡慕吗？

但是，随着"轻度躁狂"向"躁狂"的不断发展，其副作用也开始显现出来。一个人情绪越高涨，就越难专注于一件事情：思绪开始在头脑中飞快地跳跃，彼此干扰。过度乐观和自信也有一个缺点：人会逐渐失去正确判断情况的能力。他不在乎自己的安全，很容易就开始着手进行各种事情，并往往半途而废，会不假思索地随意作出承诺。他的责任感越来越弱，难以考虑到自己的行为对周围人产生的影响。通常，在这种状态下，患者开始出现联系混乱和对待金钱的方式不正常的情况。

"我觉得，所有问题的关键在于朋友和亲人都不理解我，"萨沙回忆道，"他们总是拖拖拉拉，根本无法达到我所达到的程度。即使最简单的事情，我也总是不得不向他们解释，我失去了耐心。我现在明白了：所有这些不是天才的想法，而是一个人逐渐失去与现实联系的混乱思想。"

此外，由于轻度躁狂伴随着能量消耗的不断增加，患者在幸福喜悦中耗尽了自己的精神力量，一些医生认为，"高涨"的情绪促使了随后出现抑郁症。

但是，在这个阶段，很难将轻度躁狂患者送去治疗，他不太可能想到自己有什么不对劲。即使想到了，他也不太可能放弃这种愉快的感觉。

在绝大多数情况下，患有轻度躁狂症的男性或女性仍然能够控制自己，不会给周围人带来特别的不便。但在躁狂阶段，问题急剧恶化：患者开始出现思绪跳跃，语言开始混乱，他继续耗尽自己的能量储备。在这种状态下，患者无法做出适当的决定，他可能会产生自己有多伟大的狂妄想法，或者异想天开的计划（想想萨沙借钱的故事），并急于立即实施。在极端情况下，甚至可能会发展成精神病和出现幻觉。

情绪高涨阶段的表现形式（轻度躁狂或躁狂）会影响诊断。如果患者有躁狂症或混合症（具有抑郁症的所有症状和轻度躁狂或躁狂症的其中一种症状，反之亦然）的病史，他将被诊断为"双相情感障碍Ⅰ"，如果其高涨的情绪没有超出轻度躁狂，则将被诊断为"双相情感障碍Ⅱ"。第二种类型通常被认为更加"温和"（这是基于这样的逻辑：患者经历的情绪反差较小，不会有令人疲劳的躁狂期），但如果不接受适当的治疗，不健康的生活方式和频繁的压力可能会致使患者发展成第一种疾病类型。此外，尽管躁狂症发作时患者的情绪通常表现得更为明显，对社会正常生活的影响也更大，但重度抑郁症也是一个严重的问题。

令人疲惫不堪的情绪低落

萨沙借钱行为之后，跷跷板转向了另一个方向——抑郁。

"一周后，我清醒起来，感觉世界变暗了。我那不可思议的能量完全消失了，我艰难地让自己振作起来去上学。脑子里再也没有想法了，头脑中一片空白。我已经习惯了'冷静下来'，但在这里我感觉自己对一切都无能为力，我害怕永远都将是这样子。"在抑郁阶段刚开始时，患者整体的精神紧张度减弱、工作能力下降、睡眠紊乱、开始焦虑。渐渐地，患者变得萎靡不振，没有了动力以及对一切事情（以前对他来说是重要的）的兴趣，他发现很难专注于最简单的事情，脑海中总是出现阴郁和不愉快的想法（关于这种状态的详细介绍，详见第 2 章）。

通常，在这两个阶段之间会有一个"正常"的间隙，但萨沙在情绪高涨过后立马转向了低落。这是一个特别痛苦的体验：患者不久前还相信自己拥有无限的力量，但几天过后，他几乎卧床不起了。精神病学家米哈伊尔·加波诺夫（Mikhail Gabonov）说："通常情况下，在情绪轻微改善后，患者会从'过山车'上滑下来，并在主观上感觉抑郁似乎更严重了，当你的状态从零下降到'−10'是一回事，而当从'+10'下降到'−10'则是另一回事，反差太明显了。"

或者"兼而有之"

︶

有时也会出现混合状态。通常情况下，抑郁症会有忧郁、绝望和失去生活意义的表现，而躁狂症则会表现为思路敏捷、语速快、多动症和富有目的性。在这种状态下，患者会失去正确评估现实的能力（生活失去了色彩、自我评价下降、对未来失去信心、可能会出现强烈的内疚感或自卑的想法），但他仍然有足够的力量和意志来采取果断的行动。

如果在混合状态下，患者出现了自杀念头，则他很有可能会将这件事进行到底（这就是为什么这种疾病在世界卫生组织的排名中是最具破坏性的十大疾病之一，25%~50% 的双相情感障碍患者至少尝试过一次自杀）。同时，还有其他的"混合状况"：患者可能会感到兴奋，并着手制订宏伟的计划，但同时感到身体被抑制住（这种类型被称为躁狂性木僵）。

最严重的躁狂症或抑郁症可能伴随有精神病症状——幻觉和胡言乱语。胡言乱语反映了患者当时所处的情绪环境。在躁狂阶段，他可能会认为自己是总统、天皇或洛克菲勒；而在抑郁阶段，他可能会认为自己破产或犯下了严重的罪行，因此将要受到惩罚。

快速摆动的跷跷板，或者循环性精神病

不同的人，病情发展的速度各不相同。有这样一个案例，一个人在 25 岁时患过一次急性躁郁症，然后进入了缓解期，

直到退休时再也没有发生过。在正常情况下，躁狂或轻度躁狂阶段的持续时间为 2 周至 5 个月，而抑郁阶段会持续 6 周至半年。但两个阶段可能会频繁地交替，在这种情况下，它将被认为是发病快的疾病。

如果说在双相情感障碍中，病人仍然有机会在他的情绪时间表中搞清楚自己的状况，那么，它的"妹妹"——循环性精神病，即使在较弱的表现阶段，也可能会给生活造成较大的混乱。在循环性精神病中，患者会持续性经历正常状态、轻度躁狂和心境恶劣（轻度抑郁症）之间的转换。通常情况下，每一状态的持续时间不会很长，且症状不会太明显，以至于病人怀疑自己是否患有某种疾病。然而，它仍给患者的日常生活带来许多不便。

例如，在星期四，你醒来时感到心烦意乱、无精打采，却没有任何客观原因，你整天都很难集中精力完成你的工作。星期一时，你又感到心情愉快，同时做了好几件事，并轻易对别人作出了承诺，但到了星期五，你会发现自己根本无法履行自己的承诺，因为你又感到灰心丧气了。在这种状况下，很难规划任何事情，更不用说情绪不断波动会影响我们的自我评价和人际关系了。患者往往给人的印象是一个无法信赖的人。有时，这一疾病在认知能力、食欲和睡眠需求的波动会更突出，而情绪起伏会变得温和。因此，病人工作和交往中的所有问题都可以归咎于他的个人素质。

基因与神经化学：为什么会出现双相情感障碍

萨沙的父母在很长一段时间里都无法摆脱负罪感，他们觉得问题在于自己对孩子的教育方式不正确。但精神病医生解释说，这不是教育的问题，是由遗传决定的，尽管遗传的原理仍不清楚（可能不是一个基因，而是几个基因出了问题）。无论如何，研究证明：如果双胞胎中有一个人患有双相情感障碍，则另一人患该病的概率为 40%~70%。此外，患有"五大"精神疾病之一的人，其亲属患该病的风险也会增加。

然而，有人认为，双相障碍的症状并不是体内的反常"bug"，而是体内原本有用的适应功能出现的一种增生表现。根据双相情感障碍的进化起源理论，导致强烈情感障碍的基因负责的是人的一种品质，这种品质在特定剂量和特定情况下能够有助于我们的祖先生存下来，否则它们就不会通过自然选择。"抑郁"状况及其消极性、保持沉默的倾向、能量消耗降低、睡眠时间延长，可以在困难时期作为一种保护机制；而在安全时期适度地表现出躁狂，首先可以更好地解决人类面临的问题，其次可以增加对异性的吸引力，从而有利于繁衍后代。或者，与双相情感障碍相关的基因可能与其他非常有用的基因结合在了一起，以至于神经系统失调的负面影响超过了它对身体的其他积极影响（对某种可怕疾病的抵抗力）。

到目前为止，我们对大脑的了解太少，无法确定疾病的确切原因。有人认为，患有这种疾病的人很难保持情绪平稳，因为负责情绪的大脑区域的协调和稳定性出了问题。我们的情感生活受到前额叶皮层（大脑额叶的几个区域，位于额骨后面，脑半球前部）以及与其相关的皮下结构和边缘系统的调节。后者是大脑中较古老的部分，负责直接形成情绪，而前额叶皮层是大脑中最年轻的部分，它负责自我控制和情绪调节。根据现代的一种理论，双相情感障碍和循环性精神病患者，在其前额叶通路和边缘叶的连接结构中观察到了紊乱。这些通路被任意激活或停用，从而影响着情绪、注意力、思维速度、睡眠需求和整体兴奋感。

除了结构原因，还有生物化学原因：大脑中神经递质（5–羟色胺、去甲肾上腺素和多巴胺）紊乱，尽管科学家们还不清楚这一过程的所有差别。或许，结构变化和生化变化可以作为彼此的原因和结果。还有一种假设认为，每一种新疾病的发作似乎都会在神经细胞的结构中踏出一条路径，从而使该疾病可以反复发作。因此，在治疗双相情感障碍时，医生的一个主要目标是避免该疾病进入新的疾病阶段。

拜伦和海明威的疾病

精神疾病通常与非标准的思维活动和创造力有关。亚里士多德首先注意到了这个问题, 他指出: 哲学家、艺术家和诗人往往都有忧郁的倾向。在双相情感障碍的情况下更容易得出这样的结论, 因为它有一个精神愉快的时期, 患者在这一时期充满了活力, 具有冲动性和源源不断的想法。在轻躁狂阶段, 如果患者的注意力没有太大的问题, 他可以很有成效地工作, 他的热情会感染每个人, 他能够津津乐道地谈论各种事情, 并会产生各种稀奇古怪的想法。当然, 对于那些不知道他有病的人来说, 这一切似乎都是创造性的表现, 特别是一些的确有才华的人——从尼娜·西蒙 (Nina Simone) 和海明威到希妮德·奥康纳 (Sinead O'connor) 和斯蒂芬·弗莱 (Stephen Fry), 他们都患有双相情感障碍。人们怀疑, 普希金 (Пушкин) 和拜伦 (Byron) 也可能患有这种疾病, 只是那个时代几乎没有人能可靠地诊断出这种疾病。

在轻度躁狂期或躁狂期, 病人往往对自己的聪明才智和创造力充满了信心。在主观上, 这些状态被认为是与世界有着微妙联系的一种感觉, 它能够洞察最神秘的规律, 以及"将各点连接起来" (即将一幅拼图碎片拼成一幅完整图画) 的一种能力。病人似乎非常敏感且具有洞察力, 他能更加敏锐地感知到美, 并能够疯狂地从事一些不寻常的项目。难怪在"情绪高涨"阶段之后, 正常状态看起来就平淡无奇, 就不太适合从事创造性活动了。

但是, 这是否意味着双相情感障碍真的与创造力有关? 早在 20 世纪 70 年代, 首次出现了对理解情感障碍和创造力之间关系的尝试。爱荷华大学的南希·安德森 (Nancy Andersen)

对 30 位作家的传记进行了研究，发现 80% 的作家至少经历过一次临床抑郁症、轻躁狂或躁狂症，43% 的作家承认受到反复发作的轻躁狂或躁狂症的影响。他们的亲属与对照组的亲属相比，也更具有创造性，更容易受到情感障碍的影响。

几年后，杰米森对 47 位英国作家和艺术家进行了一项研究。她试图挑选出最具创意的人：受测试的艺术家和雕塑家是英国皇家学院的成员，剧作家获得了纽约影评人协会奖或伦敦"标准晚报"戏剧奖，或者两种奖项兼而有之。被选中（用于研究）的诗人中，有一半是《牛津 20 世纪诗歌选集》的作者。目前尚不清楚，是否可以用成功和社会需求来衡量一个人的创造力，但至少这是一个直观的指标。杰米森发现，在研究开始时，38% 的艺术家和作家接受过情绪障碍治疗。在接受治疗的人当中，有四分之三的人服用过药物或住过医院。诗人的情况最为糟糕，其中半数需要接受治疗。1992 年，肯塔基大学的阿诺德·路德维希（Arnold Ludwig）发表了一项关于 1005 位 20 世纪著名艺术家、作家和其他创作者传记的大型研究结果。他发现，艺术家和作家患情感障碍的可能性是其他领域（科学、商业、社会活动）成功人士的 2 到 3 倍。

一些现代研究还表明，躁郁症和循环性精神病患者在创造力测试中表现得更好。其中一项研究是斯坦福大学医学院的工作人员在 2006 年进行的。参与测试者包括躁郁症和重度抑郁症患者、循环性精神病患者和健康人，受试者进行了一系列创造力测试。另一项测试是用贝韦二氏美术量表（使用对称和不对称的双图形卡片）进行的，躁郁症和循环性精神病患者的测试结果要明显好于对照组。这是有关创造力的一项重要指标，测试创作者在早些时候就已经证明，具有创造性的人更喜欢复杂、动态和不对称的图形。这种选择也与独立性和冲动性有关。有意思的是，患有严重抑郁症的参与者没有表现出这种能力。

2011 年，卡罗林斯卡研究所的精神病医生对 30 万人进行的一项研究，再次证实了双相障碍和创造力之间的关系。如何解释这种联系？让我们看这样一个事实，轻度躁狂症的诊断标准包括"敏锐且不寻常的创造性思维和较高的生产效率"。在轻躁狂状态下，患者才思敏捷、词汇量增加，且（比普通人）更倾向于押韵或使用不寻常的词语。这种状态通常会提高智力，并可能产生独特的想法。此外，轻度躁狂症（在身体上）有助于提升创造力。患者睡眠很少，但同时身体各项功能良好，他充满了能量，并有较高的动机作用。自信和优越感同样重要，在轻躁狂状态下，患者不怕进行实验，也不担心别人会怎么想。这样可以消除阻碍创造力的心理障碍，使人们完全释放想象力。

抑郁症似乎会对所有方面的工作能力带来危害，但它也可以提供独特的体验。杰米森在《与火接触：躁狂抑郁症和艺术气质》（*Touched with Fire: Manic-Depressive Illness and the Artistic Temperament*）一书中写道，轻度抑郁期有助于深思熟虑、反省和批判性思考。此外，由于躁郁症患者有较广的情绪范围，他可以获得更复杂、更微妙的体验（通常是矛盾的），这使他能够更全面和深入地感受和探索生活。

也许，在这里，你想象出了一副诱人的、浪漫放松的艺术家的形象，他日夜不倦地在美丽画布上创作着，他不时裹着毯子坐在壁炉旁，用忧郁的目光凝视着画布上的一个点。当然，生活中的一切不可能都是那么浪漫。尽管会有特别的情绪波动，但双相情感障碍患者经常说，他们工作最富有成效的时期对他们来说仍然是"正常的"。在情绪高涨阶段产生的许多想法永远也不会实现，因为在这种状态下，患者很难集中精力，他总是不断地从一个想法跳到另一个想法。然而，抑郁症往往不会让人进行有意义的反省，而是会让人反复咀嚼那些不愉快的想法，这不仅抑制了创造力，还抑制了整体智力。

2005 年，智利瓦尔帕莱索大学的精神病学家古斯塔沃·菲盖拉（Gustavo Figueira）公布了一项研究，他试图弄清楚弗吉尼亚·伍尔夫（Virginia Woolf）的创造力与她的精神疾病之间的联系，现代科学家认为她得的很可能是双相情感障碍。"自1915 年，一直到 1941 年自杀，她的状态或多或少是稳定的，工作效率极高。弗吉尼亚·伍尔夫在身体不适的时候很少或根本没有写作，她在躁狂和抑郁两个阶段的间隙期工作最富有成效。"菲盖拉写道。如果海明威和西尔维娅·普拉斯（Sylvia Plath）没有因为生病而自杀，他们能创造出多少美好的东西啊？然而，作曲家罗伯特·舒曼（Robert Schuman）的大部分作品都是在轻度躁狂状态下创作的。精神病医生米哈伊尔·加波诺夫（Михаил Гапонов）说，"任何神经精神疾病都会在生活的各个方面表现出来，使患者对周围世界产生多维且独特的看法。因此，我更同意创造力和躁郁症在某种程度上是密切相关的，尽管我还不太清楚什么是第一性的。是抑制住这些波动的情绪，还是屈服于情感的自由、充分发挥自己的才智？所有这些都是非常独特的，有人深受抑郁状态的困扰，而有人则在抑郁状态下写出了唯美的诗歌。有些人甚至在轻躁狂情况下也无法集中精力，而有的人则可以同时画画和拍电影，什么都不耽误。有人在'正常'状态下效率最高。问题只是在于，它是否妨碍了自己。如果一个人愿意经历这些情绪波动，作为获得超凡思维的代价，那为什么不呢？"

随着医学和基因工程的发展，双相情感障碍及其对人类生活的各种影响可能会产生某些伦理问题。当我们能够"编辑"人类基因组并确定未出生婴儿的身心特征时，我们将面临一个艰难的选择：是消除负责双相情感障碍的基因（从而可能剥夺后代部分非凡的创造能力），还是冒着后代可能会无法内心平静的风险而保留它们。

躁狂症和躁狂症患者：
双相情感障碍患者是否对周围人具有威胁

躁狂抑郁症被重新命名为双相情感障碍，部分原因是以前的说法过于污名化，"躁狂"一词与疯子有关，而双相情感障碍通常不用作对连环杀手的诊断（他们通常发现患有偏执型精神分裂症或反社会型人格障碍）。即使是著名的泰德·邦迪（Ted Bundy），他被认为患有躁郁症，需要说明的是，精神科医生多萝西·刘易斯（Dorothy Luyes）研究了他的情况，后来对诊断提出了质疑，并对诊断进行了多次修改，他不仅有双相情感障碍的症状，还有反社会型人格障碍的特征。然而，许多人关心的问题是：一个人在躁狂状态是否会追求残忍，是否会对社会构成威胁？

首先，在这个问题上有一个同形字的陷阱：在俄语的精神病学中有两个术语，它们拼写相同，但发音不同，表示的意思也不同。正如我们所记得的，古希腊单词"Mania"代表了非常广泛的精神疾病，但翻译成拉丁语后，很长一段时间以来，它实际上是"疯癫"一词的同义词。在 14 世纪，由拉丁语"Maniacus"这个词衍生出了法语单词"maniaque"，意思是"疯子，有某种疯狂想法的人"，并逐渐在日常生活中流传起来（随着时间的推移，这个词的意思从一般的"疯狂"变成了具有社会危险性的疯狂举动——现在"狂魔"一词通常指的是连环杀手）。

随着对双相情感障碍的研究，躁狂性"情绪高涨"阶段开始被分离出来，作为一种特殊的状态，为了与以前的"躁狂"概念相区别，在俄语中，它不再被称为"Мáния"，而是被称为"Манѝя"（自大狂和迫害狂被重新命名为夸大狂和被迫害妄想狂）。处于急性躁狂性"情绪高涨"的患者，在少数情况下（5%~20%）可能会发展成精神病（带有妄想成分），但即使在这种情况下，患者也不一定会对周围的人构成威胁。

"在双相情感障碍的患者当中，很少有人有攻击性行为"，精神病医生加波诺夫这样认为，"至少在我的工作实践中没有遇到过。他们通常感情外露，很多都是这样的，连周围的人都受够了，但由于大多数情况下，躁狂症都带有某种兴奋或情绪高涨的色彩，所以粗鲁或有攻击性是不太可能的"。

同时，一些研究表明，在双相情感障碍患者当中，他们的攻击性水平略高于平均水平。但首先，较强的攻击性并不意味着有暴力倾向。其次，最有可能的是，该统计可能与这样一个事实有关，即参与调查的双相情感障碍患者中，超过 60% 的人伴随着酗酒或吸毒，因为患者可能会使用各种刺激性物质用于自我治疗，特别是在抑郁阶段。大多数反社会行为正是发生在这类"高危群体"中。在 2010 年的一项研究中，牛津大学精神病学系法泽尔（Fazel）博士和他的同事，对双相情感障碍患者和健康人的暴力犯罪倾向进行了比较。结果发现，只有那些酗酒或吸毒成瘾的双相情感障碍患者的犯罪风险较高。

由于诊断问题，双相情感障碍患者的潜在危险被高估了，在某些情况下，很难将双相情感障碍患者与更危险的反社会型人格障碍患者（通常反社会型人格障碍患者被称为反社会者，或者精神病患者，详细内容请参阅第 8 章）相比较。反社会型人格，就像双相情感障碍患者一样，在某种意义上他们生活在相反的两种状态中，只是这种相反的状态与情绪波动无关，而是与患者对自己的看法有关。只要一个反社会者能够保持较高的自我评价，他就会感觉自己很棒，并且非常有动力。《犯罪心理分析》（*Inside the Criminal Mind*）一书的作者斯坦顿·萨梅洛（Stanton Samenow）认为，这种状态符合躁狂发作的标准，例如"自信和感觉自己很伟大"及"目的性增强"。如果一个反社会者遇到了与预期不符的情况，他可能会陷入绝望，这类似于抑郁发作，但不会持续很长时间，因为他很难有较深刻的体验。为了让自己振作起来，患者会试图证明自己并不是一个毫无用处的人，他通常采用的方式就是暴力，因此会进行犯罪活动。在诊断中，千万不要将这两种疾病相混淆（尽管它们可能会结合在一起，但这种可能性很小，平均每 10 000 例患者中只有 6 人患有这种综合征）。

关于双相情感障碍的治疗需要知道的问题

双相情感障碍仍然很难治疗。这不仅仅是因为我们还不了解其发病的原因。毕竟，人类在天花病原体（Variola 病毒）被发现前两个世纪就学会了预防天花。问题在于要找到"跷跷板"上的平衡点，而这个平衡点对于每个人来说都是不同的。没有一个万能的方法可以帮助所有的人。你需要选对每一种疾病专门的"钥匙"：混合不同的药物成分、改变剂量、选择心理疗法。还有一个重要的问题是，许多患者希望立刻达到预期的结果。因此，许多人在第一个疗程结束后就对治疗失去了信心（在抑郁阶段尤其常见），并停止服用药物。尽管绝望的情况极为罕见。

另一个问题是双相情感障碍的诊断。在美国，精神病医生有 50% 的概率会犯错，会错误地将双相情感障碍诊断为抑郁症。值得一提的是，在俄罗斯，这一概率甚至更高。患者很少将躁狂状态（特别是轻躁狂）看作是不正常的、令人不愉快的。因此，精神病医生进行诊断时，根据的只是患者的自述，而患者往往只关注疾病的一个状态，而忽略了另一状态。这样，患者最多只能得到抗抑郁药治疗，这种治疗还有一些限制，通常对双相情感障碍无效。

尽管面临着这些困难，但是，通过适当的治疗，即使病情最严重的患者也能够得到缓解。其中 72% 的人症状完全消失，43% 的人完全恢复了自己的社会地位，重返以前的工作岗位和生活节奏。说实话，大约三分之二的患者在康复后的 4 年内仍然有再次发作的风险（需要提醒的是，这种疾病是慢性病，不可能完全治愈，只能持续缓解）。然而，这些复发的病例中，有很大一部分是由于治疗不当或者患者完全放弃了治疗。患者往往不知道，而医生也很少令人信服地解释药物需要长期服用，有时甚至是终身服用药物，以防止病情可能恶化。众所周知，服用预防性药物如果不能预防疾病再次发作，至少也会使缓解时间平均增加一倍，并将住院的风险降低三分之一。

治疗双相情感障碍的一线疗法是使用锂盐。首次使用锂盐进行治疗还是在古代，古希腊医生通过经验发现，高浓度的矿物质水有助于缓解躁狂症。然而，在 20 世纪初，锂盐不仅被认为是一种很好的镇静剂，而且也是一种治疗宿醉的药物。因此，直到 20 世纪 50 年代，世界上最著名的冷饮之一——七喜（7UP）就包含该成分。有意思的是，这种原本被吹捧为情绪稳定剂的饮料，在问世两周后就遇到了经济大萧条。

研究表明，锂对抑制双相情感障碍的两个阶段都有效果，它具有神经保护作用（即保护神经元免受疾病的破坏性影响，因此有助于预防疾病再次发作），并且在 60 年的医学实践中得到了很好的研究。使用锂进行治疗的主要问题在于它有一系列的副作用，其中包括导致甲状腺和肾脏功能受损。患者在治疗过程中必须不断监测自己的甲状腺激素水平。矛盾的是，甲状腺激素水平下降本身会导致抑郁症，因此，有时服用这种药物的患者，其病情会变得更糟。

20 世纪末，发现一些抗惊厥药物（治疗癫痫的药物）具有情绪稳定作用。在大多数情况下，它们的功效与锂相同，但副作用较小。此外，它们的用途更加广泛。例如，拉莫三嗪能更好地治疗严重的（双相障碍中的）抑郁症，而丙戊酸能更好地治疗双相障碍中的躁狂症。然而，关于抗惊厥药物长期效果的数据尚不充分，因此在其他情况相同的情况下，医生更倾向于使用锂。

在急性情况下，也可以使用抗精神病药物来缓解躁狂症

（特别是有精神病症状的躁狂症）。为了加速摆脱抑郁阶段，可使用抗抑郁药等方法治疗。这种方法通常在一线药物无法缓解的严重情况下使用。使用精神抑制药和抗抑郁药的主要难题是存在"越治越坏"的风险。例如，精神抑制药本身可引起抑郁症，而抗抑郁药可能使患者立即从抑郁状态进入躁狂状态。

除了药物治疗外，心理治疗也已经被证明是有效的。心理疗法的目的是通过提高患者的适应能力来缓解疾病的症状。例如，认知行为疗法教你如何处理消极的想法和行为模式，人际关系疗法旨在帮助患者建立与他人的关系（无论情绪如何波动）。家庭治疗有助于改善亲人之间的关系，这样病人就不会感到被遗弃和孤独，而他的家人也会知道他发生了什么。通常，心理治疗只是作为药物治疗的补充，因为药物治疗毕竟是与疾病的根源——生理紊乱做斗争。此外，心理治疗的预防效果经常受到质疑。更不用说，这种治疗方法比药物治疗要昂贵得多。

治疗的另一个重要方面是改变生活方式。事实证明，通过改善睡眠、经常运动和拒绝吸食毒品（包括烟酒），可以降低出现新阶段病症的风险。

结语

- 双相情感障碍是一种情绪障碍，它与情感紊乱有关。它是周期性的，有截然相反的两种状态：情绪高涨（躁狂和轻度躁狂症）和低落（抑郁症）。在这两种状态之间，可能会有"正常"情绪的间隙，也可能是"高涨"和"低落"情绪相互交替，没有间隙。一种更温和、转换更快的双相情感障碍被称为循环性精神病。

- 躁狂症的特征：睡眠需求减少、精神运动兴奋、性欲增强、思维和语速加快、情绪明显高涨、精神愉快、自我评价提高。

- 抑郁症的特征：睡眠紊乱、食欲下降、性欲低下、无精打采、消沉、心身疾病、情绪低落、自我评价降低、焦虑、内疚。

- 双相情感障碍的患者，如果正处于躁狂阶段，很少会变成充满危险性的疯子，在躁狂状态下，患者通常不会表现出暴力倾向。

- 双相情感障碍与创造力提高有关，一些研究也证实了这种联系。然而，没有证据表明患者在疾病发作时比情绪"正常"时的间隙更富有创造力。

- 这种疾病是慢性的，具有生物学性质，可以用药物治疗。心理治疗作为一种补充手段是有效的，但不应该完全依赖它。

- 有一种假设认为，负责双相情感障碍的基因给了我们祖先一定的优势。它在不利时期潜伏起来，在有利时期展现出更大的活力，这种能力可能有助于其生存。

第 4 章

生活多么可怕：
什么是焦虑症

阿列克谢·彼得罗维奇（Alexei Petrovic）又一身冷汗地醒来。早上 7 点，该起床了，不要误了上课。没什么特别的，八年级的标准几何学课程，实验班 8 "Б" 班的孩子们安静、理解力强。当然，戈沙·奥维奇金（Gocha Ovidkin）除外，他总是不及格，他曾经用彼得罗维奇的照片做了几张使人恼火的恶搞图片，但你也可以和他相处。但是彼得罗维奇从被子里爬起来还是感到惊慌不安，甚至连 "平行四边形面积" 这个词语听起来也有点令人厌恶。他感到两腿冰冷。

彼得罗维奇费力地够到椅子，用两个手指抓住背心和运动裤，再钻回被子里，把冷衣服穿在身上，希望用自己的体温尽快温暖它们。他从床上爬了起来，浑身发抖，没有在平常放鞋的地方发现拖鞋。彼得罗维奇蜷缩着身子走进浴室，洗完脸，又走进了厨房，他愣住了，想不起来自己是否已经喂过猫了。从外表上看，肯定是没有喂，这只叫 "斯捷潘" 的小猫瘦小忧郁，看起来总在挨饿。彼得罗维奇不知为什么头脑中浮现出一幅生动的画面：他去上学时发生了意外，结果猫被活活饿死了。然后他又突然想到，食物可能早就坏了，当他在学校的时候，斯捷潘会中毒或生病，躺在地上，无精打采地摇着它黑色的尾巴尖。彼得罗维奇想象着走进老师的休息室，一个古板的 "英国女人" 玛雅·爱德华·多夫娜（Maya Edward Doffner）

也会在那里，她总是让自己感到拘束，他想知道猫怎么样了，他觉得喘不过气来。"我这是怎么了？"彼得罗维奇问自己，他的双手在颤抖。他意识到在这种状况下最好不要开车，于是就坐地铁去了学校。

在课堂上，彼得罗维奇很难集中注意力。他感到头晕、手心出汗、粉笔从手中滑落了下来。他开始呼吸困难，喉咙被堵住了。以至于自己语无伦次，无法回答学生们的问题。他想要逃跑，蜷缩在一个黑暗而安全的地方。他使出最后的力气，尽量模仿正常的行为。上了两节课后，他已经感到筋疲力尽、实在坚持不住了，最后他向校长请了一天假，理由是突然感到身体不舒服。

这样的情况在他身上已经持续好几个月了，刚开始时没有任何缘由，过一段时间就会减轻，然后他又恢复了正常。但是，这就像潮起潮落：如果焦虑消失了，那它一定还会再次回来。彼得罗维奇明白，事实上，他的痛苦与具体的恐惧无关。即使把一种恐惧赶走了，另一种恐惧也会到来。仿佛在他身体里面有一口无底的深井，里面充满了焦虑，他所有的希望和计划都葬送其中。

我们为什么害怕

⌣

　　恐惧是进化的产物，是人类基本而普遍的情感。在历史上，它发挥了有益的适应性作用，帮助我们的祖先规避了危险。但是，随着文明的发展，古老的生物机制带上了"文明化的恐惧"的色彩，例如，害怕丢失手机或害怕在公众面前讲话。虽然它们不再会对生命构成威胁，但身体还是以习惯的方式对它们做出了反应。

　　当我们害怕时，大脑中会发生什么？大脑首先会做出一系列无意识的小决定，该过程始于对压力刺激做出反应，终于释放化学物质，释放的化学物质会增加其他反应（统称为"战斗或逃跑"）中的心跳、呼吸加速和增加肌肉紧张度。这几乎是一个完全无意识和自动的过程，我们不能故意去害怕。

　　恐惧感可以分为两个平行的过程。第一个过程负责做出确保生存的最原始反应。第二个过程会将从感官获得的信息进行分析，并对事件做出更准确的解释。举个例子，你深夜走在一条漆黑的路上，突然灌木丛里有东西沙沙作响。它可能只是一只猫或狗，也可能是一个想要打劫你的抢劫犯。采取保险措施总是最好的选择，这就是为什么大脑会依照最大威胁的情况，对正在发生的事情做出反应。

　　沙沙声的信息通过下丘脑和丘脑进入杏仁体，杏仁体将确定威胁的程度。如果它认为你真的陷入了困境，就会促使下丘脑做出"战斗或逃跑"的反应。交感神经系统将被激活,"应激激素"——肾上腺素和去甲肾上腺素会被释放到血液中,它们会导致身体出现上述的一些物理变化。这是一条"近道"。

同时,另一个更长的过程也在进行着:信息通过丘脑到达大脑皮层的感觉区,在那里它被整理和解释。负责保存和提取记忆的海马体会依照过往经历对信息进行破译。海马体将"可疑的"刺激物与其"数据库"进行比较,并得出结论:沙沙声是由小动物引起的。然后它会向杏仁体发送一条信息,告诉它没有危险,杏仁体则命令下丘脑停止"战斗或逃跑"反应。第一个过程是一条"直线"近道,这个过程只用时千分之一秒。从丘脑到大脑皮层的距离大约是其 12 倍,所以在对危险性作出评估之前,你仍然会感到害怕。

没有缘由的焦虑

如果一个人患有某种焦虑症(我们将在后面对其分类进行讨论),他的危险识别系统就会崩溃。第一,它可能会对刺激反应不足(例如,每次听到声音都会发抖,害怕完不成最简单的任务,或者在空旷地感到自己太脆弱)。如果说一般的恐惧具有适应性的作用,使我们更加专注、精力充沛,并为环境的突然变化做好准备,那么神经过敏性恐惧反而会使我们的注意力下降，感到疲劳。

第二，一个人可能会在没有任何刺激的情况下感到毫无缘由的焦虑，尽管他很可能会试图以某种方式使之合理化。如果说患有某种焦虑症的人甚至有正常的焦虑理由，那么对于其他毫无缘由焦虑的人来说，"没有缘由"成为他们主要的痛苦，如果你不知道自己在与什么做斗争的话，又该如何克服自己的恐惧呢？

"恐惧与焦虑不同，它有一个特定的对象。这个对象可以被发现、被分析、被战胜，或忍受它"，存在主义哲学家保罗·田立克（Paul Tillich）写道，"但焦虑完全不是这样，它没有对象。这就是为什么说共同参与、与其斗争和相妥协是不可能实现的。一个被焦虑所困扰的人，只要它是单纯的焦虑，就会完全陷入焦虑，没有任何办法"。

当然，我们每个人都会不同程度地担心各种事情：关于工作中关键的绩效指标，一场新的座谈会、我们的体重是否又增加了，以及我们暗恋的人是否也会喜欢我们。有时我们会重复检查煤气是否关上了，是否把门锁上了。我们讨厌蛇、老鼠和蜘蛛。大多数人害怕在公众面前讲话，当他们在电视上听到坏消息时会感到不安。所有这些都不是病，只要焦虑是可以控制的，只要它还没有操纵你的灵魂和身体，并迫使你接受它的条件。当恐惧开始阻碍你正常的日常生活时，那你就是真的得病了。

焦虑症往往会导致患者丧失工作能力，它在世界卫生组织最具破坏性的疾病排行榜上名列第五，排在糖尿病和哮喘之前。在美国，焦虑症（包括各类型焦虑）是最常见的精神疾病，18% 的人都受其影响，它每年给美国经济造成 420 亿美元的损失。此外，焦虑症还经常伴有其他精神疾病，如临床抑郁症、躁郁症、某些人格障碍和饮食障碍症。

该类型疾病可分为几个变种，在不同的参考文献中，其分类可能略有不同。但最明显和最常见的变种有 5 种：广泛性焦虑障碍；强迫症；惊恐障碍；恐惧症（有许多变体）；创伤后应激障碍。

从歇斯底里到被压抑的性欲

在人类历史的大部分时间里，焦虑症被认为是一个纯粹的女性问题（也许这一观点有一些合理的成分，因为根据现代统计，女性更容易患焦虑症）。长期以来，焦虑和其他许多的神经兴奋表现一样，是歇斯底里的一部分。包括柏拉图在内的古希腊人认为，歇斯底里的行为是由"子宫焦虑"引起的，当时人们认为子宫焦虑会在身体内游走，堵塞包括呼吸道在内的所有通道。歇斯底里这个词来源于古希腊的 *uterus*（子宫）一词。在文艺复兴早期，焦虑甚至都不能提及，因为焦虑问题被认为是女巫与魔鬼结盟的标志。对焦虑的接近于现代医学（在一定程度上）的描述始于 17 世纪。

19 世纪，丹麦哲学家克尔凯郭尔（Kierkegaard）提出了一个假设，即焦虑与自由意志密切相关（因为害怕滥用自由意志）。他认为，一个人的创造力越高，他感受到的焦虑就会越强烈。也许这是有些道理的，至少一些研究表明，在严重焦虑和创造力之间存在着联系。例如，瑞典卡罗林斯卡学院的研究者西蒙·雅嘉（Simon Kyaga）在研究了 120 万名患有各种精神疾病的瑞典患者后发现，作家中焦虑症的发生率明显高于其他职业。与此同时，北卡罗来纳大学格林斯伯勒分校的保罗·西尔维亚（Paul Silvia）的一项研究表明，焦虑症或抑郁症对创造力的影响很小（尽管这项研究的参与者只有 189 人）。众所周知，特斯拉、达尔文、爱德华·蒙克（Edvard Munch）等有才华的人都患有焦虑症，但个别例子并不能证明什么。不管怎样，可能存在这样一个规律，我们不知道其因果关系是什么：是天赋引起焦虑，还是相反——焦虑刺激产生了天赋。

弗洛伊德后来指出，"自由漂浮"、没有缘由的焦虑是性欲被压抑的结果，他认为几乎所有人类问题的根源都是长期被压抑的性欲：被压抑的欲望开始异想天开地被视为外部危险。据说弗洛伊德本人也患有一种焦虑症——恐惧症：这位精神分析的创始人害怕蕨类植物。但我们在书面资料中找不到确凿的证据，所以这可能只是一个传说。

先天本能和条件反射

⏝

对焦虑现象进行研究的自然科学方向基于进化论。达尔文的自然选择理论表明，情感是一种能够促使身体适应不同条件和状况的机制。因此，恐惧能帮助古人避开即将来临的危险，并在以后记住潜在的威胁。尽管达尔文的理论主要涉及的是"健康"的情绪，但现代科学家认为，我们所认为的功能障碍（各种精神疾病）实际上是一种适应机制，这种机制在新石器时代很好地"发挥了作用"，但是它阻碍了其主人适应现代条件下的生活。在生物学中，有一个基于"不一致性进化"思想（即我们的身体来不及随环境而变化）的完整方向。我们是社会进步的受害者，我们的行为模式还停留在石器时代，但它现在会给我们带来伤害。特别是近视、糖尿病和骨质疏松症被认为是"进步"疾病的主要代表。进化生物学家、奥斯陆大学教授比约恩·格林德（Björn Grinde）认为，焦虑症是我们"不一致性进化"的一部分。我们的心理不适应与陌生人如此频繁地接触。在石器时代（从那时起，我们几乎没有进化），人们主要的交流发生在部落内部，人少而空间大。因此，与任何陌生人的相遇都意味着潜在的危险，从而对身体造成压力。想象一下，在日常生活中，我们的大脑每一刻都会遇到"陌生事物"，这是多么不寻常啊！诚然，这一理论很好地解释了广泛性焦虑症、广场恐惧症和社交恐惧症，但许多其他恐惧症对我们来说仍然是一个谜。

英国医学博士约翰·普莱斯（John Price）认为，抑郁症和焦虑症有助于古代人在社会中生存。它们有助于维持群体中现有的等级制度，并在不破坏等级制度的情况下改变自身地位。这是怎么做到的呢？抑郁、冷漠和精力不足阻止了普通成员对首领的反抗，广泛性焦虑促使他们寻求安全，从而导致他们容忍。作者由此得出的结论：这种"基于信心、感激和尊重"的等级制度取代了无政府状态和基于恐吓的等级制度。20 世纪初，科学家们想知道，情绪是否只能归结为先天的反应。诺贝尔奖获得者伊万·巴甫洛夫（Ivan Pavlov）首次描述出了条件反射的形成机制。杰出的生理学家、神经学家和精神病学家弗拉基米尔·贝赫捷列夫（Vladimir Bekhdelev）是巴甫洛夫的追随者，他将条件反射的概念应用于运动反应（肌肉对刺激的反应），并发现了结合反射。其本质是，反射运动（例如，手指从可能带电的物体上急速抽回）不仅可以在主刺激物的作用下发生，还可以在与该刺激物相结合的刺激因素（例如，触电时的铃声）作用下发生。如果重复几次，一个人可能只要听到铃声就开始松开手指了。

但是，条件反射是否会与情绪反应（而不仅仅是运动反应）一同起作用？行为学家约翰·沃森（John Watson）在 1920 年进行的一项名为"小阿尔伯特"的著名实验试图验证这一点。试验的参与者是一名 9 个月大的婴儿，他以化名"阿尔伯特"而被世人熟知，他完全不害怕白鼠。首先，研究人员给孩子连续看了两个月的白色物体，主要是毛茸茸的物体：老鼠、兔子、棉花、留着大胡子的圣诞老人面具等。两个月后，把小男孩放在房间中央的地毯上，让他和老鼠玩。玩儿了一段时间后，沃森开始每当孩子触碰老鼠时就用锤子敲打金属板。受惊吓的小男孩开始避免与动物接触。一周后，实验换了一种形式重新进行：只要把老鼠放在摇篮里就敲打金属板，结果孩子就哭。过了一段时间后，阿尔伯特不仅对老鼠，还对其他毛茸茸的物体（不一定是白色的）产生了恐惧反应，比如毛茸茸的狗或毛皮大衣。道格拉斯·梅里特（Douglas Merritte，阿尔伯塔的真名）在 6 岁时死于脑积水，因此实验对他的长期心理影响不得而知。这项实验被批评为不道德，因为观察者没有客观的尺度来衡量受试者的情绪反应，科学家们只是依赖于个人的印象。但无论如何，这项实验表明，一个人会对完全安全的物体产生恐惧，如果这个物体与可怕的事情有关的话，这就可以解释那些"荒谬"的恐惧了。比如，有人会害怕某些数字或颜色。

神经生理学和遗传学

⌣

在 20 世纪，神经科学得到了发展，神经科学证明了焦虑症与神经递质的作用和大脑内发生的有机变化有关。尤其这种类型的疾病与杏仁体的功能障碍有关，杏仁体负责对恐惧做出反应这一过程。例如，杏仁体损伤的人在实验中很难识别恐惧和愤怒，但能够很好地区分悲伤和快乐。

大脑的另一个重要区域是相邻的中央杏仁核，它通过与脑干、下丘脑和小脑的联系来控制恐惧反应。在患有广泛性焦虑症（最常见的焦虑症）的患者当中，这种联系更弱，而其中央核的灰质则比健康人要多。

如此看来，较高的焦虑感似乎与神经递质血清素的缺乏有关，因为抗抑郁药——血清素再摄取抑制剂可成功治愈这类疾病。众所周知，γ-氨基丁酸是中枢神经系统最重要的抑制剂（降低大脑活性的物质），其水平过低会促使焦虑感的增加（详情请参阅：焦虑症的治疗）。

焦虑症的患病概率与遗传因素密切相关。50% 的惊恐障碍患者和 40% 的广泛性焦虑症患者，其亲属也患有相同疾病。强迫症也与家族史有密切关系：强迫症患者的近亲患同样疾病的可能性是健康人亲属的 9 倍。

担心不知道：什么是广泛性焦虑障碍

⌣

6 个月后，彼得罗维奇终于去看了心理医生。医生详细询问了他的恐惧感以及恐惧给身体带来的不愉快感觉。他最后被诊断为"广泛性焦虑障碍"。这种类型的疾病不是由具体的事物或状况引起的恐惧感，它是一种一般性的焦虑。

为了做出这一诊断，需要对无缘无故、不受控制的焦虑进行至少 6 个月或更长时间的观察，并确保焦虑与其他疾病之间没有联系。通常伴随着焦虑会出现相应的身体反应，其中许多实际上是压力状态的自然反应。它们是身体对于威胁产生的正常反应，但问题是危险信号发出的频率实在太高了。由焦虑引起的所有生理反应曾经帮助我们的祖先生存下来。

- 肌肉紧张，心跳加快，这会帮助我们的祖先在危险情况下更快行动。虽然只节省了几毫秒的时间，但在野外，这可能会关乎生死。
- 视线模糊、扭曲，这是身体为了在危险面前节省能量。在面对压力的情况下，侧视可能不太有用，因此，大脑会（从信息的角度）分配少量精力来处理这种"多余的"信息。例如，对（处于压力状况下的）患者进行的正电子发射断层扫描显示，大脑中处理直接来自危险区域的视觉信息的那部分最为活跃。
- 失眠在进化上也是有益的，因为在睡眠中最容易遭受出其不意的袭击而成为牺牲品。
- 出汗对于自己的身体来说是一种特殊的信号：它说明"我有危险了"。现在我们几乎感觉不到彼此的气味：世界本来就气味饱和，再加上我们一直在试图隐藏气味。

在古代，通过强烈出汗来增强自己的气味，这是对敌人的预先警告，也借此向自己人发出通知。例如，我们常说不能对狗表现出你的恐惧，因为它们善于捕捉到你的恐惧，也是一样的道理。

- "喉咙发堵"也曾帮助过我们的祖先、两栖动物。这一身体机制可以在紧张的情况下（追逐甚至打架时）阻止水进入呼吸道。

患有广泛性焦虑障碍时的焦虑表现会带来严重的压力，或者阻碍一个人在重要生活领域中的工作能力。许多患有严重焦虑症的人能够很好地适应这种状况，对工作或人际关系都不会产生影响。只有当一个人发现自己脱离了常轨、对状况做出不相符的恐惧表现（例如，一个学习很好的优等生不仅在考试前担心，而且由于过度担心忘记了所学的内容），且这种情况经常发生时，才可以说他生病了。在这里，症状不应是由于服用药物或任何其他精神活性物质引起的。

广泛性焦虑障碍很容易与严重抑郁症混淆，特别是在疲劳感增强和注意力集中问题方面。为了区分它们，在医学实践中有一个经验法则（然而，在统计上没有得到任何证实）：抑郁症和焦虑症在一天中的表现各不相同。通常情况下，抑郁症患者早上醒来时疲惫无力，而到晚上时却"完全相反"，充满能量并感觉良好。相反，患焦虑症的人在醒来时相对平静，但在一天中压力会"不断增加"，他们的自我感觉也不断变差。

突然恐慌袭击：什么是惊恐障碍

⌣

赫尔墨斯（Hermes）是古希腊神话中的一个神，他有一个儿子叫潘（Pan）：潘长着人的头和身躯，山羊的腿、长胡子和角，他是掌管森林和自然力量的神。潘有时会调皮、淘气，但是他也严厉地惩罚了那些没有按时进入他领地的人：他使那些人产生了一种突然、猛烈和本能的恐惧。现在虽然没有人相信山羊神的存在，但"恐慌"这个词即来源于此，并仍然在精神病学中使用。

恐慌袭击，是突然和强烈恐惧的一个时期，伴随有明显的身体症状：胸部不适、恶心、呼吸急促、出汗、心跳加速。在这种情况下，恐惧的反应与发生的状况不相符，通常情况下，患者并没有受到真正的威胁。流行文化中，一个关于恐慌袭击的最著名的例子是著名的电视连续剧《黑道家族》（*The Sopranos*）。黑手党大佬托尼·瑟普拉诺（Tony Soprano）冷血地"解决"了家庭事务，但在一次平常的家庭野餐中，他看着鸭子在池塘里嬉戏，却因惊慌而失去了知觉。然而，瑟普拉诺的"工作"仍然比大多数焦虑症患者的生活方式更加危险，在现实中，一个普通的会计也可能成为"恐慌者"。

恐慌袭击的原因被认为是一些无意识的信息突然进入人的意识中，或者是自主神经系统的"问候"。由于大脑岛状皮层过度刺激（该疾病的特点），患者开始异常清晰地感觉到呼吸和心跳的过程，从而导致恐慌，因为觉得"可怕的事情正发生在我的身体上"，或者创伤记忆被打破（带有无意识触发器的闪回）。一次恐慌发作平均持续 20~30 分钟，在极少数情况下会持续约 1 小时，而频率从每天发作一次到几个月发作一次不等。在发作时，患者可能会觉得自己快要死了（例如，死于心脏病或呼吸衰竭），注意力减弱、记忆力受损。

患者往往意识不到他们的病情是由恐惧引起的，他们会去看全科医生（内科医生和心脏病学家）。此外，他们开始害怕病情反复发作，并试图对周围的人隐瞒。在发作的间隙，患者会出现等待发作的恐惧感，这既包括对疾病本身的恐惧，也包括对疾病发作时感到有损尊严的恐惧。

惊恐障碍的极端情况是去人格化或去现实化：一个人与"自我"保持距离，并以第三方的视角看待自己的行为。负责情绪表达的边缘系统因超负荷而开始停滞，这是对压力的最明显反应。它不再提供与周围世界的情感反馈，患者会感到身体好像与自己分离了。有时，患者甚至想要对自己造成身体伤害，以便能够重新"回到身体"。重要的是要将（这种情况下）伤害自己的行为和自杀区分开来。与抑郁症不同的是，焦虑症患者（所有非自杀性自我伤害的 90%）不想结束自己的生命。

危险源：什么是恐惧症

⌣

如果说潘"掌管"着恐慌的话，那么"恐惧症"一词则来自战争之神阿瑞斯（Ares）的儿子福布斯（Forbes）（从希腊语"φόβος"翻译而来，意为"恐怖""恐惧"）。这一概念的意思是：一种持续的、非理性且不受控制的恐惧，这种恐惧使人在某些情况下感觉不好，并想尽可能地逃避它。在恐惧症中，恐慌是如此强烈，它伴随着一系列身心反应：患者像被扔进炎热或寒冷中，他会手心出汗、呼吸开始困难、恶心或心跳加速。这种情况不仅会发生在与恐怖对象（情况）接触时，也可能发生在接触之前的几个小时。

即使恐惧症在逻辑上有某种理由（例如，一个人害怕老鼠，因为老鼠会咬人），但对恐惧对象的反应通常与其实际的危险不成比例。患有恐惧症的人能够意识到自己的恐惧是不理性的，但他对此无能为力，仍想尽力逃避恐惧对象。有时这很容易解决，比如，只是害怕爬行动物时。但有时恐惧症与相当正常的日常事务和情况有关，你很难将其完全排除在生活之外。例如，过马路恐惧症、洗澡恐惧症、白色恐惧症。

恐惧症分为 3 类。

特定恐惧症，局限于特定的对象和情境。例如，恐高，害怕黑暗、雷电、某种动物（狗、老鼠、蝴蝶、蛇等）、乘坐飞机或汽车、密闭空间、污垢或血迹。还有一些不典型的恐惧形式：例如，毛发恐惧症患者害怕头发掉到食物或落到衣服上。一些名人也患有奇怪的恐惧症：特斯拉害怕珍珠（如果身边有一位戴着珍珠的女士的话，他就会吃不下饭。另外，这种恐惧也扩展到了其他光滑的圆形物体上，比如台球），阿尔弗雷德·希区柯克（Alfred Hitchcock）害怕鸡蛋（"你见过比蛋黄溢出更恶心的东西吗？"这位导演反问道，"我从来没有尝过它的味道"），萨尔瓦多·达利（Salvador Dali）非常害怕蝗虫（他承认，在坠入深渊和触摸这种昆虫之间，他会选择前者）。

社交恐惧症，是一种害怕被周围人关注的恐惧症，患者会竭力逃避各种社交场合（无论是与不熟悉的人打电话，还是做公开演讲）。也许我们每个人都认识这样的人：他从不参加聚会；或者聚会时坐在那里，只顾玩着自己的手机；或者在街上看到一个熟人后，就赶紧转身跑到路的另一边，这样就不用打招呼了。这样的人通常被认为是怪人，但当你了解到这些人在群体中的真实感受时，你可能会对他们充满同情。患有社交恐惧症是相当痛苦的，因为在不必要的接触中，他们不仅会感到心理不适，还会有身体上的症状：恶心、颤抖、出汗、心跳加快。在压力较大时，也可能会发作恐慌袭击症。

社交恐惧症通常与自我评价较低、害怕受到批评和对他人意见非常敏感有关。一个患有社交恐惧症的人总是害怕犯错误，他看起来很怪诞，与周围的环境格格不入，所以他总是认为不应该尝试结交新朋友。这种恐惧症经常发生在那些在儿童时期受到同龄人嘲笑的人，或者父母经常以其他孩子为榜样的人身上。但有一种推测是，这种疾病有生物学原因：它可能是遗传的。对来自不同家庭的同卵双胞胎的研究表明，如果双胞胎中的一人患有社交恐惧症，则另一人患社交恐惧症的概率比平均水平要高出 30%~50%。

这种疾病很常见。根据美国的统计数据，12% 的人会至少患一次这种疾病。社交恐惧症通常发生在儿童早期或青少年时期，23 岁以后，患社交恐惧症的概率大大降低，只有 10% 的人会在这一年龄之后患上社交恐惧症。

人们经常把社交恐惧症与反社会型人格障碍混淆，但它们不是一回事。反社会型人格障碍（详见第 8 章），通常被称为社会性病态或精神病，它具有完全不同的症状：冲动、对他人的感情漠不关心、没有责任感、无视社会规范和法律。这里有一个经典的例子：电影《美国精神病人》（*American Psycho*）中的帕特里克·贝特曼（Patrick Batman），他非常以自我为中心、脾气暴躁，无法与任何人建立联系，他假装是一个受人尊敬的公民，犯下了谋杀罪。同时，他肤浅的"世俗"交流技巧得到了很好的发展。"亚当斯一家"中的费斯特·亚当斯（Fester Addams）是一个典型的社交恐惧症患者，他能够产生依恋感，会强烈地感受和思考他人的需求，但任何与某人交谈的需要都会让他感到恐惧。还有，电影《天使爱美丽》（*Amelie*）中的阿米莉·普兰（Amélie Poulain），她可以给人们带来快乐，只是不能与他们亲近，她无法沟通，在很长一段时间里她都是孤独的。

奇怪的是，患有社交恐惧症的还有著名演员，如约翰尼·德普（Johnny Depp）和金·贝辛格（Kim Basinger）。这种恐惧症也符合"疯狂科学家"的形象。19 世纪英国化学家和物理学家亨利·卡文迪什（Henry Cavendish）显然也是一个社交恐惧症患者，他以性情古怪著称。他只通过字条与仆人交流，在英国皇家学会的欢迎会上，没有人敢直接与他交谈，以免会吓到他。如果卡文迪什认为哪句话值得注意，他可能会喃喃自语，然后走向一个更安静的角落。

广场恐惧症，在恐惧症的分类中是单独列出的。这种疾病与幽闭恐惧症正好相反，它通常表现为对开放空间的恐惧，但实际上这种疾病的问题要广泛得多（因此广场恐惧症不同于特定恐惧症）。

这主要是害怕离开舒适区，害怕身处一个陌生的或者情况完全无法掌控的地方。这种恐惧可以转化为对人群和公共场所的恐惧、对独自旅行的恐惧，或者害怕自己身处一个很难快速离开的地方（在拥挤电影院大厅的椅子上、在长途汽车上，或者在理发店理发时）。在极端情况下，患者会不离开家半步，就像《双峰》（Twin Peaks）中劳拉·帕尔默（Laura Palmer）的朋友哈罗德·史密斯（Harold Smith）一样。患者害怕恐慌发作的样子会被周围人看到，这又进一步加剧了恐惧症。

广场恐惧症通常发生在 15~35 岁。根据一项全国性研究数据表明，美国约有 0.8% 的人患有这种疾病（而患有广场恐惧症和恐慌症的总人数占美国人口的 1.1%）。患病原因尚不清楚，但伦敦大学学院和匹兹堡大学的研究团队认为，前庭器官疾病（及障碍）与定位问题之间存在着联系。因此，患有这种疾病的人更依赖视觉信息，在"画面"变化太快的人群中，或者在开阔的空间中，很难找到明显的参照物。这就是为什么广场恐惧症患者在这样的地方会感到无助。

在仪式的保护下：什么是强迫症

莱昂纳多·迪卡普里奥（Leonardo DiCaprio）在《飞行家》中经常洗手，尼科尔森在电影《尽善尽美》中带着自己的一次性餐具去同一家餐厅，尼古拉斯·凯奇（Nicolas Cage）在《火柴人》中3次打开和关闭前门。他们扮演的主人公都患有强迫症。从表面上看，这种古怪的行为可能看起来很有趣，但在现实中，看似无辜行为的背后往往隐藏着痛苦的感受。

我们可以把强迫症患者所经历的事情比作一张"卡住"的唱片，它在脑海中不停地旋转。想象一下，你脑海中一直有一些想法，挥之不去。更糟糕的是，这些想法是令人不安和不愉快的。例如：你可能会伤害自己或他人；或者周围有危险的微生物，你可能会感染可怕的疾病；或者你离开家时没有关掉煤气。这些想法可能以个别单词或整个句子的形式出现在你的意识中。

为了应对这种强迫想法（强迫症），患者开始有规律性地重复相同的动作，这可以帮助他冷静下来，并相信这样做能够预防危险。这就是所谓的"强迫"。在强迫行为发生后的一段时间里，患者会感觉自己好受些。仪式化行为可能包括：重复性检查（"我关上门了吗？"）；追求对称和秩序（"拖鞋必须严格垂直于沙发"）；关注干净（"我已经 1 个小时没洗手了，手上肯定充满了有害细菌。我要再去洗一次"）；说特定的句子，最明显的例子是患有强迫症的诗人尼尔·希尔伯恩（Neil Hilborn），他的诗句这样写道："我在 30 秒内约了她 6 次，她在第三次（邀请）后说了'好的'，但没有一个回答听起来是正确的，所以我不得不继续邀请……当我们开始生活在一起时，她说她觉得很安全，因为没有人能够抢劫我们，因为我把门锁了 18 次。"大多数患者会同时患有强迫思维和强迫行为，但有时病人只会经历其中一个。

强迫症患者非常清楚自己的想法是不合逻辑的，是荒谬的。他厌倦了需要检查 5 次门是否关着，或者在上班的路上数所有的红色汽车，但这也是他摆脱强迫思维的唯一方法，否则他会被焦虑吞噬。一个健康的人也会有对仪式、严格的秩序和罗列清单的癖好，只要这不会给他带来不愉快的感觉。在这里，与许多精神疾病一样，对强迫症进行诊断的重要指标是患者的不适程度。例如，《精神疾病诊断和统计手册》第五版中规定，只有当某人的强迫性行为和某种观念每天持续超过 1 小时的情况下，他才能确定患有强迫症。

强迫症的病源与其他焦虑谱系障碍的病源一样，但这种疾病的特殊性在于它是由纹状体造成的，而不是杏仁体（因此恐惧情绪本身并没有被意识到）。纹状体功能障碍制造出了一个焦虑的基调，前额叶皮层将其"转化"为具体的恐惧，丘脑为其创造出了保护性的仪式。每一个新阶段的发展，都会对前一个阶段进行巩固。这就产生了一个强迫症患者无法打破的恶性循环。

有意思的是，不仅人类会得这种疾病，动物也会。例如，当一些品种的狗受伤时，会舔自己的伤口，它是如此的执着，以至于伤口部位的毛发都舔没了，并出现了血泡。对于四足动物来说，治愈疾病的方法和人类一样。如果说舔伤口仍然具有某种生物学意义的话，那么将拖鞋严格按照与床垂直的方式摆放则似乎没有任何意义。有一种观点认为，许多强迫行为与人类早期的"奇怪思维"有关，人们认为通过某些仪式可以控制周围的世界。在这种思维中，愿望和它的实际后果之间有一个直接的联系：在洞穴的墙壁上画一只鹿，你在狩猎中就会很幸运。显然，这种认知方式与人类意识的深层机制有关：即使科技进步和逻辑清晰，也不能阻止人们探寻偶然事件之间的联系。一些科学家认为，奇怪的思维存在于我们的心理中。为了生存，我们的祖先需要形成一种更容易感知世界的模式，因此，大脑中最古老的区域仍在遵循这一原则（特别是在压力下）。焦虑状态是一种非常紧张的状况，以至于奇怪的思维被激活：人们害怕其强迫性观念会变成现实，并相信通过一套特定的动作能够防止其发生。

兰博综合征：什么是创伤后应激障碍

⌣

蝙蝠侠（Batman）和约翰·兰博（John Rambo）：这些英雄的共同点是什么？坚强的性格和非凡的能力？不止如此。两人都经历了严重的创伤：蝙蝠侠小时候亲眼看见了父母死去，而兰博经历过残酷的越南战争，并受到过酷刑。然而，蝙蝠侠几乎完全恢复了精神状态，而兰博却没能回到正常的生活状态。

许多经历过灾难事件或生命安全事件（既包括自然灾害或战争，也包括遭到抢劫或家庭暴力等）的人，都会产生创伤后应激障碍。这种疾病的症状可能在受到伤害后 3 个月内出现，但在某些情况下，也可能几年过后才出现。创伤后应激障碍会给患者的人际关系、工作和社会生活带来严重问题。

这里需要说明的是：并非所有创伤后出现的心理问题都是创伤后应激障碍。情绪波动几乎可以触发任何精神疾病，无论是躁郁症、精神分裂症还是分离性障碍（俗称"人格分裂症"）。例如，在特里·吉列姆（Terry Gilliam）的电影《渔王》中，一个主角在目睹妻子死亡后，开始生活在虚构的现实中，寻找神圣的目标。但这是精神分裂症，不是创伤后综合征。

创伤后应激障碍的表现分为 3 种类型：

- 强迫性思维，它包括：不断泛起的对创伤事件的回忆；

不断体验创伤事件，仿佛它一次又一次地发生一样；做噩梦和压力过大或身体对压力状况的反应。从战争中归来的士兵们常常抱怨，战争记忆总是萦绕在他们心头，妨碍了他们正常工作和生活。

- 逃避：试图不去想或谈论创伤事件，努力防备与之相关的地方、人和活动。例如，一位目睹9·11事件的空姐，辞去了工作，因为她不想再从事任何与航空有关的工作。

- 思维和情绪出现负面变化，原因可能有：对自己和他人感到阴郁、悲观；无法体验积极情绪；内心空虚，绝望，对以前的爱好失去兴趣。所有这些都可能给建立亲密关系带来困难。亲人和朋友会感觉到患者在与他们保持距离，感觉患者不友好、难于接触，好像他处于自己思想中的某个遥远的地方。患者可能会深受个人安全想法的控制，或者相反，他总是遇到各种麻烦。患者还可能出现注意力无法集中的问题和睡眠问题。

经常会出现局部失忆症：患者想不起来不幸事件的某些重要细节。症状的严重程度可能会根据患者在当时经历的压力大小，或者他与（诱使他想起创伤事件的）触发因素的远近而发生变化。

只有当患者表现出上面3类表现的所有特征时，才会被诊断为"创伤后应激障碍"。兰博符合所有的标准：他会做与战争有关的噩梦, 意识中会出现战争的情景片段; 他不想谈论自己的过去; 他显然很难接近他人; 他有侵略性。蝙蝠侠并不会竭力避免回忆自己父母的死亡, 他能够与他人建立亲密的关系 (至少与女性), 尽管他也做噩梦。

并非所有的创伤事件受害者都会得创伤后应激障碍, 它需要一个人有这种疾病的因素。在这里, 遗传因素、环境和个性都会起作用。有一种理论认为, 这种疾病是由海马体功能紊乱引起的 (例如, 创伤后应激障碍患者的供血增加), 大脑该部分负责记忆功能。引起应激反应的回忆不会"存档", 因此身体会一次又一次地去体验它, 就好像它在现实中又发生了。

焦虑症的治疗

焦虑症和抑郁症往往很难区分: 很难知道一个人是因为持久的恐惧而情绪低落, 还是因为心情不好而焦虑。此外, 这两种疾病是具有关联性的 (经常一起出现): 近半数的抑郁症患者 (或焦虑症患者) 会同时出现焦虑症 (或抑郁症) 的症状。一些科学家认为, 抑郁症和焦虑症是由相同的身体功能障碍引起的, 只是环境条件影响到了疾病的形式。换句话说, 抑郁症和焦虑症是大脑中同一个问题的不同接口。

因此, 这两种疾病的治疗方法基本相同。无论是焦虑症患者，还是抑郁症患者，对一线药物（选择性血清素再摄取抑制剂，最新一代抗抑郁药）的反应都同样良好。心理治疗对于它们的效果也非常好，与治疗抑郁症一样，认知行为治疗对治疗焦虑症也被认为是最可靠的（详见第 2 章）。

从长远来看，抗抑郁药的效果良好，但它们并不能缓解严重的恐慌发作。因此，医生也会给焦虑症患者开镇静剂。最有效的一类抗焦虑药物是苯二氮䓬类药物（如有名的安定），它通过提高受体对 γ-氨基丁酸的敏感性来起作用，γ-氨基丁酸可以缓解兴奋并对中枢神经系统起镇静作用。因此，服用药物后，人会变得虚弱无力、昏昏欲睡、行动迟缓。

然而，γ-氨基丁酸受体的一个特点是，当负荷增加时，它们会变得不太敏感。关于这一点，有不同的理论解释：有人认为受体不是为了应对长期压力而设计的，否则就会"崩溃"，还有人认为这是身体故意降低了它们的敏感性。不管怎样，在长时间（一个月或更长时间）的负荷下，体内对 γ-氨基丁酸受体激活物质的耐受性会增加。为了达到相同的效果，需要越来越多的精神活性物质剂量，这样就产生了依赖性。如果医生开了苯二氮䓬类药物的处方，他通常会向患者解释药物具有成瘾的特性，即使有效，也不能滥用药物，最好只是将其用作应急救助手段。

有意思的是，酒精的作用与苯二氮䓬类药物极为相似。它也会与 γ-氨基丁酸受体相互作用，在短期内具有镇静的作用，长期服用会产生依赖性。事实上，正因如此，像"喝一杯又一杯"这样的日常"治疗"疾病的方法如此普遍。然而，这种方法很快就会让患者落入陷阱，没有选择性血清素再摄取抑制剂或其他抗抑郁药物的支持，将无法获得长期积极的效果。因此，焦虑症或（伴随有焦虑的）任何其他精神疾病的患者也经常会出现酒精依赖现象。因而，一些学者建议完全摒弃将"酗酒"作为一种单独的疾病概念，例如，历史学家欧内斯特·库尔茨（Ernest Kurtz），他毕生致力于研究"匿名酗酒者协会"。

结语

- 恐惧是进化的产物，它能增加我们生存的机会，但有时焦虑开始支配我们的生活。有时这纯粹是由神经生物学中的"bug"造成的，有时则是因为"文化恐惧"作用于古老生物机制的结果。
- 神经生物学家将焦虑症归因于杏仁体功能障碍，因为大脑的这一区域负责与恐惧反应有关的过程。
- 最常见的 5 种焦虑症是：广泛性焦虑障碍、惊恐障碍、恐惧症、强迫症和创伤后应激障碍。
- 广泛性焦虑障碍的症状与抑郁症的症状明显重叠。普遍焦虑并伴有疲劳感增加、注意力不集中、睡眠障碍和身体上的症状。

- 惊恐障碍最能够引起不愉快的身体症状。这可能是因为在恐慌袭击时，我们对呼吸和心跳等正常身体过程的感知会过于敏锐。

- 社交恐惧症不是性格内向，也不仅仅是害羞，而是一种真正的疾病。

- 从心理学的角度来看，强迫症与一种信念有关，即认为思想是物质的，通过一种仪式可以控制周围世界。

- 焦虑症主要用抗抑郁药和镇静剂进行治疗。"想当然地"试图用一杯酒来缓解焦虑往往会导致酒精依赖。

第 5 章

缺乏专注力：
什么是注意力缺失综合征

奥克萨娜又迟到了。时钟显示 9 点 15 分，马上该走了。如果来不及的话，这将是她一周内的第三次迟到，她的上司可不太可能喜欢她这样。奥克萨娜穿上她最喜欢的蓝色外套，冲出家门，向地铁跑去。但在地铁的旋转门处，她发现她把钱包和手机忘在家里了，"哦，不，我必须回去一趟"。

一个小时后，她坐在了办公室里。后天要交一份工作报告，但她一点还没准备，她一直把任务往后推，现在不得不熬夜了。她通常能够在最后一刻完成任务，尽管这会让周围的人担惊害怕。而现在，她感到害怕了，她怪自己没有规划。

所有人都被邀请参加会议。当然，这比 Excel 填表要好——单调乏味的工作总是很难交给奥克萨娜。但长时间坐在一个地方听别人说话，也不适合她。她很难集中精力听别人说话，即便如此，也得安静地坐着。"其他人怎么能忍受这样的活动呢？"奥克萨娜心想。

同事们谈论起奥克萨娜，会说："她很能干，但有点冒失。"她不会被解雇（没有理由，因为她最终还是完成了工作，尽管是在最后一刻），但也不太可能会得到提拔，因为她没有给别人留下一个可以信赖的印象。在个人生活中，奥克萨娜也出现了问题：她很难专注于家庭事务：与自己男友的约定，她记不住重要的日期，并且会作出冲动的决定。她的男朋友巴沙觉得她没有认真对待他们的关系："你不能和她约好什么事情，她肯定会再次忘记一切，或者在最后一刻改变主意，我又怎么能够指望她呢？"

奥克萨娜自己也不满意自己的这种状况。"当我拖延时，我感觉很糟糕，但我无法控制自己。我希望我能更加有计划，不那么累。"她总是感到内疚，因为她对亲人没有足够的关心，甚至不能专注于重要的事情。她认为自己可以做得更好，但是她缺乏集中精力和自我组织的意志力。这个女孩的自我评价很低，接近于抑郁症。

奥克萨娜在美国有一个朋友，她们以前是同班同学，她的这位朋友就读于加州大学，现在住在美国。一天，当她再次听到奥克萨娜对生活的抱怨时，她说道："你知道吗？美国的精神病医生会说你患有注意力缺失综合征。"

从儿时开始……

据估计，7%~10% 的儿童和 4%~6% 的成年人患有注意缺陷多动障碍。儿童患这种疾病最早可出现在学龄前，但在这种情况下，需要在孩子上学后再次对其疾病诊断进行确认。但是，不建议在孩子很小的时候就检查其是否患有注意缺陷多动障碍，因为在这个年龄段，孩子多动和不听话是正常的，父母认为孩子有什么问题的想法可能是没有根据的。

这种综合征在学龄初期就会引起明显的学习问题：孩子的智商可能很高，但会犯低级错误，并且经常完不成作业。他们很难安静地坐在那里，完成老师的要求。他们很容易分心，把别人的话当成耳旁风，并会吵闹，分散全班的注意力。正如《混乱的大脑》一书的作者南希·拉蒂（Nancy Ratey）所指出的：他们也是"没有历史背景的"，他们很快就会忘记过去，并且无法规划未来，甚至无法预见自己行为的直接后果。父母经常抱怨自己的孩子好冲动、难以管教，此外，由于他们的不可预测性，他们很难与同龄人找到共同语言。在一个专门关于注意缺陷多动障碍的论坛上，妈妈们这样描述自己的孩子："他可以一天 24 小时不闲着，简直就是把人逼疯方面的大师——只要儿子一出来，就连最爱耍活宝的人都会去休息了""他千方百计地想在最短的时间内让大多数人都反对自己，这可能就是典型的多动特征吧，什么都不考虑""一分钟也不会安静地坐着，总是在动"。但是，需要指出的很重要一点是：只有当孩子的行为与年龄不符，且不能完成其同龄人能够完成的任务时，所有这些特征才可以被视为注意缺陷多动障碍的症状，而不是个人性格。

一直持续到成年

⌣

直到 20 世纪 70 年代，人们还在认为注意缺陷多动障碍会随着年龄的增长而自行消失，但最近的数据表明，患有注意缺陷多动障碍的儿童，其中大约有 50% 的症状会持续多年。所以，那些你以前认为自制力差的人可能是先天性精神疾病的携带者。这也是一个改变对这一群体看法的依据。

"等等，"有读者可能会说，"我们每个人都或多或少有注意力缺失综合征。我们长时间坐在电脑前，很容易被电话和邮件分心，我们试图同时完成多项工作。你最后一次读完一本厚书是什么时候？难道我们都应该去看心理医生吗？"

的确，生活中到处都是性情浮躁、粗心大意的人，但不能据此就给他们做出精神疾病方面的诊断，说他们都得了注意缺陷多动障碍。这里主要有两个标准：症状应当在不同的情况下都有表现，并且表现得足够强烈，能够明显地影响一个人的生活。如果一名学生只是上数学课不专心，而上其他的课都没有问题，他就没有注意力缺失综合征。如果一名教授一直在思考一个新理论，结果不注意把毛衣穿反了，并且忘记了带伞，但在其他时间他却很细心，他只是过于专注于一项工作。如果一名记者在自律方面遇到了问题，但她最终还是在截止日期前交了稿件，这并不妨碍她的职业生涯，她一切正常。问题在于你是否能够控制住自己的粗心，还是开始被它控制。

注意缺陷多动障碍的 3 种类型

〜

《精神疾病诊断与统计手册》第五版的疾病分类中（在本章中，我们将参考美国疾病分类方法，而不是国际疾病分类方法，因为只有美国疾病分类中制定了成人注意缺陷多动障碍的诊断标准），将"成人"疾病综合征划分了 3 种类型：

- **侧重于注意缺陷。**患有这种疾病的人很难长时间保持对某一事物的注意力，他经常不听别人对他说的话，总是心不在焉，还健忘。他很难听从指令，很难安排自己的事情，无法长时间从事脑力劳动（不是因为他智商低，而是因为他很难集中注意力）。他经常把最困难、最重要的工作往后推，且经常犯低级的错误，因为他总是忽略细节。

- **侧重于多动障碍。**患有多动障碍的人总会：在椅子上晃来晃去，两腿不停抖动或者手里总想摆弄件东西。他会很活跃，很难保持冷静。他也会很没有耐心，经常打断周围人的话，或者分散那些正在忙于工作的人的注意力。他过剩的能量就像身体内有一个"小马达"，很难平静下来。

- **混合类型。**同时具有第一种和第二种的所有症状。

让我们回到奥克萨娜身上,她患的就是"混合"型注意缺陷多动障碍。一方面,奥克萨娜健忘、没有计划性、注意力不集中、易疲劳;另一方面,她易冲动且好动。但一般认为,女性更容易患"注意力不集中"类型的疾病,而男性则更容易患多动症(男性诊断出注意缺陷多动障碍的概率高于女性,比例约为 3∶1)。

然而,精神疾病的世界并不是非黑即白的:在绝对"正常"(我们还记得在第 1 章中说过,要确定什么是"绝对正常"并不容易)和严重注意缺陷多动障碍之间还有许多中间的状态。有些人连拿到毕业证书都非常困难,而有些人顺利地大学毕业后,计划着开启自己的职业生涯,但他仍然不能专注于一件事情超过 20 分钟。事实上,在注意缺陷多动障碍分级表上得分相同的人,其效率水平往往不一样:有些人能够发挥自己的特点,并将其运用到合适的方向(例如,从事创造性的职业或开办自己的公司),而另一些人则将生活在持续的分裂中。

这一切都是如何开始的:不安分的菲尔和绝望主妇

对注意力缺失综合征的研究始于 1778 年的俄罗斯籍苏格兰裔生理学家亚历山大·克莱顿(Alexander Clayton),他后来成了亚历山大一世(Alexander Ⅰ)的私人医生。克莱顿出版了一本关于精神障碍起源的书。在这本书中，他着重指出，即使是健康人，其注意力的集中程度有时也会发生变化，但同时他还列出了"必要时间内无法将注意力集中到一件事情"的几种异常情况。或许，他的病人可能患有其他导致注意力集中问题的疾病，而不是注意缺陷多动障碍。但他的研究工作也说明了一点，即 18 世纪末就已经出现了注意力缺失综合征，这种疾病并不是现代"发明"。

19 世纪中叶，有一位德国医生名叫海因里希·霍夫曼（Heinrich Hoffmann），他有一个习惯，就是在自己的笔记本上画一些有趣的素描画，以便在对小孩进行检查时吸引他们的注意力。后来，霍夫曼医生决定专门为孩子们创作一些插图故事。这其中就包括一个关于不安分的菲尔（Phil）的故事，他的行为让人怀疑他患有注意力缺失综合征。菲儿这个角色不能安静地坐下来吃午饭、不听长辈的话、在椅子上动来动去（一方面，这的确可以看作是注意缺陷多动障碍的症状，但另一方面，哪个小男孩没有这样做过呢？）。另一个故事叫作"云中的约翰尼（Johnny）"，它讲的是一个小孩在走路时总是心不在焉，以至于会被狗绊倒或掉进河里的故事。

然而，没有确切的证据表明霍夫曼所描述的就是注意缺陷多动障碍。它可能是其他的疾病，或者只是一些（在他看来）不良行为的例子。但是，由于这些素描画在许多方面与今天对注意缺陷多动障碍的理解相吻合，我们可以初步认为，善于观察的医生偶然注意到了这一疾病的特征。

1937 年，第一款治疗注意缺陷多动障碍的药物出现了。发明该药物的是美国医生查尔斯·布拉德利（Charles Bradley），就像在许多类似情况下一样，该药物的发明完全是偶然的。当时还没有核磁共振成像技术和 X 线计算机断层摄影术，因此需要从颅腔内抽取脊髓液来研究大脑，这一过程经常导致患者严重的头痛。安非他命被认为可以促进产生脑脊液，减少不适感。同时，人们发现，服用苯丙胺（又名安非他命①）的儿童变得更有耐性，学习成绩也提高了。因此，布雷德利开始给有问题的儿童开安非他命。事实证明，这种精神类药物非常有效，尽管医生们在很长一段时间内仍然无法理解该药物对身体的作用机制。

1944 年，化学家莱昂德罗·帕尼松（Leandro Panison）合成了一种未知的物质——苯哌啶醋酸甲酯。当时，每一种新药，他都会在自己和妻子玛格丽塔身上进行测试，苯哌啶醋酸甲酯也一样。帕尼松的妻子患有低血压，她开始服用这种药物，想要在网球比赛前振奋起来，结果效果非常好，令人印象深刻。这种兴奋剂被命名为利他林。从 20 世纪 60 年代开始，它被用于治疗患有多动症（当时还没有现在的名称）的儿童。

诊断注意缺陷多动障碍的方法是由美国精神医学学会于 1968 年制定的。自 20 世纪 70 年代以来，对该疾病的研究和诊断标准的制定一直伴随着争论，甚至是丑闻。美国《精神疾

---

① 安非他命（Amphetamine），是一种中枢神经刺激剂，用来治疗注意力不足过动症、嗜睡症和肥胖症。非医疗用途的可能性极高，有明显健康上的危害。——编者注

病诊断与统计手册》的编写人员一再被指责对注意缺陷多动障碍的描述过于模糊，这可能会导致对儿童和青少年做出夸大病情的诊断，并促使他们服用药物。不能说这种怀疑是毫无根据的。根据马萨诸塞大学和塔夫茨大学的一项研究，参与该手册编写工作的精神病学家中，有 56% 的人与制药公司有联系。

然而，在夸大病情诊断方面，诊断要求往往不是来自医生，而是来自病人父母：给一个好动的孩子服用药物要比适应孩子的特点和采用合适的教育方法更容易。此外，家庭主妇也常常无法抗拒利他林的诱惑，利他林可以帮助她们解决家务问题。这一点在《绝望主妇》中可以得到说明，在这部电视剧中，女主角服用了给儿子开的兴奋剂，在非常短的时间里她缝制出了一套学校演出用的服装。而作为"副作用"，她把所有房间都打扫得干干净净。

所以，这也许根本不是一种疾病

注意缺陷多动障碍是一种非常矛盾的疾病。它不会使一个人脱离日常生活，但会给他带来一连串的不方便。这种疾病的症状很容易让人用性格或禀性来解释，但同时许多科学工作都在研究这种疾病，想要找到这种疾病存在的神经生理学证据。以前，一些精神病学家怀疑这种疾病是否真的存在，但自 20

世纪 90 年代以来，美国的雇主和教育机构被要求为患有严重注意缺陷多动障碍的人提供特殊便利条件（事实上，这项法律适用于劳动能力受限的所有精神疾病）。

在世界卫生组织的支持下，为注意缺陷多动障碍的自我诊断开发出了一种专门的测试，但仍有许多人不相信真的有这种病。

关于注意缺陷多动障碍的争论有很多。首先，它还不是一种真正的疾病，而是一种综合征，也就是说，它是一组症状，经常以某种组合的形式出现，但是不知道它们是否有共同的起源。第二，美国出版的《精神疾病诊断与统计手册》，与在欧洲和俄罗斯适用的《国际疾病分类》（*International Classification of Diseases*）在对成人注意缺陷多动障碍的诊断上存在很大的分歧：美国人认为成年人可能会患注意力缺失综合征，而欧洲人只在儿童中诊断注意缺陷多动障碍，认为这种综合征会随着年龄的增长而自行消失。然而，尽管欧洲国家采用的是《国际疾病分类》，但其中 18 个国家正式承认了"成人注意缺陷多动障碍"。

此外，《国际疾病分类》的诊断标准比《精神疾病诊断与统计手册》更加严格，许多在美国被诊断为注意缺陷多动障碍并需要药物治疗的儿童，在英国只是被认为小孩子生性活泼。这就为无休止地指责诊断是否过分严格，或（相反地）随意做出"注意缺陷多动障碍"的诊断提供了空间。注意缺陷多动障碍这种"积极"的运动最终使情形变得混乱起来，一部分患有注意缺陷多动障碍的人强烈反对将其视为一种疾病，他们认为这只是一种性格特征；而另一些人则将该综合征看作是一种优势（下面我们会对其进行详细的讨论）。

人们普遍认为，注意缺陷多动障碍只是药物制造商的发明，他们自然想让医生在更多的人身上发现精神疾病。如果像更"严重"的疾病（如精神分裂症）症状表现得更为明显，过度诊断将不太可能发生，而像注意缺陷多动障碍等这样的"轻微"疾病，才是过度诊断的沃土。鉴于在很多国家，这种疾病主要用精神刺激剂（安非他命类药物，关于这一点将在下文进行详细说明）来治疗，麻醉剂经销商也被卷入到了这一阴谋论中。毕竟，这些药物可以提高人的工作能力和情绪，所以会有一些人想要得到这些药物，这里面既有成人，也有学生，这种"智慧药片"使学生每门课程的成绩都是"优秀"。特别提醒，这些药物在没有专业医师的指导下不可服用。

神经心理学家伊利亚·普卢日尼科夫（Илья Плужников）说："成人注意缺陷多动障碍是美国发明的。他们以前有这样的做法：一个人带着他的儿子或女儿去看心理医生，对医生说：'他有注意缺陷多动障碍。'医生为孩子开了利他林，最后父母买了药并自己服用它。后来程序简化了：一个成年人去看医生说：'我不能安静地坐在一个地方，我总是不停地动，我没有焦虑、情绪正常，但我不能集中精力做一件事情，您帮我看看。'医生问道：'你小时候是什么样子？''那时也这样，甚至比现在还差。'医生说：'你这是注意缺陷多动障碍，我给你开利他林。'这都是美国药剂师捏造的概念。"

反对这种观点的人认为：这些药物的确有其自身的问题，但药物的两面性本身并不能证明这种疾病是虚构出来的。何况，并非所有美国医生都认为注意缺陷多动障碍应该用药物来治疗，这表明至少有一部分医生是独立于制药公司之外的。此外，采用非兴奋剂手段治疗通常可以达到像使用兴奋剂治疗一样的效果（尽管症状的缓解可能需要更长的时间）。应当指出的是，在成年人中（他们是制药公司更具吸引力的目标受众，因为他们需要服用更大剂量的药物，并且能够自己做出治疗的决定），注意缺陷多动障碍诊断不足要多于过度诊断。

此外，科学家们还发现了一些导致疾病发展的基因。一些研究还证实了，普通人和患有注意缺陷多动障碍的人，他们的大脑之间存在着生理差异（详细信息，请参阅"它是如何工作的"一节）。目前，人们只能猜测该差异有多严重，或者是什么原因造成的。即使是那些认为注意缺陷多动障碍是一种个性特征而不是疾病的人，通常只会反对病症污名化和药物治疗，但不会质疑症状的存在。

此外，世界卫生组织、世界精神病学协会、世界精神卫生组织等严肃的科学和社会组织仍然主张承认注意缺陷多动障碍是一种疾病。而批评这一看法的往往是边缘化的组织和个人，如山达基教（Sciento logy）或意大利医生乔治奥·安东努奇（Giorgio Antonucci），后者建议取消精神病学作为一门科学。

因此，我们觉得，在目前对注意缺陷多动障碍的认知水平上，最好可以假定注意缺陷多动障碍确实存在（包括在成年人中）：有些人会经历冲动性强、注意力不集中和自律性差等严重问题。这些特征可能会持续到成年，会（在很大程度上）在不同方面给一个人带来各种问题，但是，这些特征看起来不会像是精神疾病的迹象。

对精神疾病的态度还可能取决于社会舆论：我们有的"轻型"精神疾病不会导致患者完全丧失工作能力，它通常不会被公众认真对待。伊利亚·安季平（Илья Антипин）说："有时，当你卧床不起就被认为是得病了，但在有的地方，你能起床、行走甚至去工作，但只是效率低下，就被认为得病了。"可能有人会说，上面第二种情况是虚构出来的疾病，但就算是虚构出来的，患者也并没有因此而减轻痛苦，要知道发达社会对人的效率要求也在提高。

我们似乎可以得出这样的结论：注意缺陷多动障碍是西方（特别是美国）文化的产物，而在其他国家，人们根本没有类似问题。但事实并非如此——对各大洲的研究进行综合分析，结果表明，美国患有注意缺陷多动障碍的人数仅略多于欧洲，而非洲却出人意料地成了第一名。

它是如何工作的：大脑中的手电筒和探险家基因

研究表明，患有注意缺陷多动障碍的人，其大脑皮层更薄，更确切地说，是负责注意力和认知控制的那部分大脑变得更薄了，因此他们的注意力和认知表现较差。还有证据表明，这些患者的大脑发育要比普通人慢。

额叶功能障碍既可以发生在结构层面，也可以发生在生化层面。1970 年，美国精神病学家柯南·科尼茨基（Conan Cornetsky）首先提出了一个假说，即注意力缺失可能与大脑中缺乏某种神经递质有关。这一假说至今仍不过时，注意缺陷多动障碍仍然与神经递质系统紊乱（特别是多巴胺和去甲肾上腺素交换）有关。多巴胺和去甲肾上腺素的通路联系的是大脑的执行功能，即行动计划以及（落实计划时）保持注意力的功能、通过意志力在不同刺激因素之间切换的功能、使自己的行为适应周围条件的功能、保证有意识的决定优先于自发反应的功能。所有这些都有助于我们控制自己的行为。多巴胺还支持"奖励制度"，它以愉悦的感受来回应"正确的"生存行为，从而对行为进行控制。这一机制出现故障将会影响人的积极性。

但不管怎样，额叶功能障碍只是大脑整体情况的一部分。美国神经心理学家艾克纳恩·戈德堡（Elkhonon Goldberg）在《决策大脑》一书中将注意力的工作机制比作手电筒：这里需要有手电筒、握手电筒的手以及手电筒所照亮的地方。如果与注意力相联系的话，前额叶皮质所起的就是手的作用，它负责设定和实现目标。手电筒照亮的地方就是大脑皮层的后部，它负责对接收到的信息进行处理，这里有一个又一个的区域需要"照明"（这取决于目标）。而脑干的腹侧就相当于手电筒本身，它与"场景"相联系，并向"手臂"提供反馈信息。导致注意缺陷多动障碍的问题可能会发生在这一过程的任何阶段。

遗传因素被认为在这种疾病的发展中起着重要作用，对双胞胎进行的一系列研究表明，当一人出现注意缺陷多动障碍时，另一人也患该综合征的概率在 70% 以上。如果孩子被诊断出患有注意缺陷多动障碍，则其父母中的一方患有该综合征的可能性为 15%~40%。目前，有 6 种基因与该综合征的遗传有关。

其他条件也可能对疾病的发展产生影响：注意缺陷多动障碍与出生时体重较轻、母亲在怀孕期间吸烟和饮酒有关。但是，注意缺陷多动障碍的发展并不取决于家庭环境（这是非常重要的一点），因此，那些常常为孩子抚养方式问题而自责的父母可以放心了（这并不意味着这些孩子不需要特殊的治疗）。

猎人与农夫

⌣

正如我们在第一章中所提到的，神经多样性的概念正在变得越来越流行，这一概念将不同的神经特征视为人类基因组正常变异所造成的个体特性。有人甚至认为，被诊断为"注意缺陷多动障碍"的行为是一种自然的个性特点，它不需要治疗。但是，在现代社会中，由于这些特性妨碍了人们正常的工作活动，它们被贴上了"疾病"的标签。事实证明，与注意力不集中和多动症相关的特定行为是存在的，但是将注意缺陷多动障碍视为一种疾病，则是一种社会文化结构成分。

患有注意缺陷多动障碍的人可能从我们的远古祖先那里继承了这些特征。也许在古代，冒险、探索新事物、（相对于平静和稳定）更喜欢猎奇和改变等特性有助于适应环境和生存，但如今这些特性看来似乎是"多余的"。

美国心理治疗师兼企业家汤姆·哈特曼（Tom Hartman）是《注意力缺失症：另一种感知》（*ADD:A Different Perception*）一书的作者，他创立了"猎人与农夫"理论，根据该理论，注意缺陷多动障碍患者保留了原始人的基因，这些基因负责的是（对猎人来说）有利的行为：快速反应、具有冲动性、理解力强、能够快速将注意力从一个事物转移到另一事物上，特别是具有超级注意力（全身心投入一件事情中，对所有其他事情完全心无旁骛）。这样做的逻辑很简单：当你在森林里追踪猎物时，重要的是要对每一个沙沙声做出反应，快速做出决定，并喜欢冒险。反之，在这种情况下沉着冷静和谨慎并不是很有必要的。但随着时间的推移，人类进入需要更多耐心的农耕社会，那些与狩猎相反的品质开始受到重视。尽管在现代发达国家的经济中，农业的作用比以往任何时候都要小，但坚韧、冷静和组织性仍然是社会认可的品质，而自发性、好动性和快速转移注意力的能力在社会中则不太被看重。

哈特曼的理论与我们在焦虑症一章中所讨论的"进化差异"理论相呼应。这也就是说，注意缺陷多动障碍甚至不是一种疾病，而是几千年前非常有用的一组个性特征，只是在现代社会中它起到了妨碍作用，而进化只是还没有来得及"利用"这些变化。换句话说，问题只在于设定的目标不同。在其他情况下，注意缺陷多动障碍可能是一种进化优势。这就是说，人们只是想摆脱无聊的办公室，到这样的一个地方去：那里常规程序并不那么重要，人们更看重短跑运动员的气质，即兴创造和快速转换注意力的能力受到重视。哈特曼理论的另一个依据是，原始时代的狩猎品质对于男性（相对女性）更为重要，这也解释了注意缺陷多动障碍发病率的性别差异。

注意力缺失的人如何成为亿万富翁，或者写成《汤姆·索亚历险记》

一些非常成功的企业家公开承认患有注意缺陷多动障碍，这其中就包括亿万富翁理查德·布兰森（Richard Branson）、宜家创始人英瓦尔·坎普拉德（Ingvar Kamprad）和三家航空公司（美国的莫里斯航空公司、捷蓝航空公司和巴西的阿苏尔航空公司）的创始人大卫·尼尔曼（David Neeleman）。尼尔曼曾说过，自己的大部分天赋都要归功于他的多动症，如果能有选择，要么成为一个普通人，要么保持现状，他会选择后者。"除了没有系统性、拖延和无法集中精力之外，它还为我带来了创造力和爱冒险的能力"，尼尔曼在接受采访时这样说。

美国精神病学家戴尔·阿切尔（Dale Archer）成年后发现自己患有注意缺陷多动障碍，他写了一本研究多动症积极方面的书。他用马克·吐温的经历作为例子，在马克·吐温的作品《汤姆·索亚历险记》中，可以发现其主人公汤姆·索亚（Tom Sawyer）的许多特征：粗心、有始无终。"你想象一下，"阿切尔写道，"假如这位天才，他的童年处于我们这个时代。他会被诊断出来，并要求服用阿德拉①，被迫每天静静地坐在屋子里。他不可能再发挥想象力，他所有早期关于冒险的回忆（这些回忆构成了这本杰作的基础）将永远不会存在。"

阿切尔的观点与哈特曼的理论相近：具有"猎人基因组"或"探险家基因组"的人在人类生存中起着重要作用，他们在动荡时期处于主导地位，但在和平年代则退居二线。这样的人具有非线性思维，很容易适应不同的环境，他们喜欢冒险，能在命运的打击下更快地站起来。

"他们能够在关键的时刻立即作出决定，"阿切尔说，"他们分散的注意力可以同时抓住多个机会。这些人会成为优秀的研究人员、商人、运动员和创造性职业的专家，尽管原则上，他们可以选择任何喜欢的职业，但我不推荐他们从事会计工作。"

根据精神病学家的说法，患有注意缺陷多动障碍的可能还有达·芬奇、拿破仑、埃莉诺·罗斯福、女诗人艾米莉·狄金

---

① 阿德拉是一种治疗注意缺陷多动障碍的药物，类似于利他林。

森（Emily Dickinson），甚至爱因斯坦（但这里需要说明的是，人们通常只是认为爱因斯坦患有强迫症及阿斯伯格综合征）。哈特曼和阿切尔都呼吁不要对这些症状进行药物治疗（更确切地说，只有在其他措施都没有作用的情况下，才可以将其作为最后的手段），而应当利用自己"多动症大脑"的优势来独立适应周围的世界。

上述观点的支持者认为，对注意缺陷多动障碍的积极看法将极大改善患者的状况。事实上，这样的态度有助于减少疾病污名化，提高患者的自尊，使他们学会在不通过药物的情况下处理自己的问题。在我们看来，这些理论（就像其他不给人贴标签，而是帮助他们去适应的努力一样）有很多优点。然而，在反对贴标签的同时，就像双相情感障碍（通常与创造性思维联系在一起）一样，人们对这一精神问题的看法也可能会走到另一个极端，即认为每个患有这种疾病的人都是潜在的超级英雄。所有注意缺陷多动障碍患者都能获得如此高的荣誉吗？放弃药物治疗总能够帮助他们克服自己的问题吗？问题仍然悬而未决。

如何治疗注意缺陷多动障碍：
宇航员药品、咖啡因和芭蕾

正如我们多次说过的，注意缺陷多动障碍是一种有争议的疾病，对于它的正确治疗方法没有统一的意见。我们以世界卫生组织（最具权威的国际机构）推荐的方法为例。

注意缺陷多动障碍的一线治疗是集体心理治疗或认知行为心理疗法。两者都被证明是有效的。患者会被告知这一疾病到底是什么，它是如何引起的，并被教会如何了解自己的情绪和处理消极行为。如果心理治疗的效果不理想，会让他们服用药物。首选药物是兴奋剂，尽管对此有很多争议。然而，它良好的治疗效果超过了由副作用或滥用风险带来的潜在不利影响。另一类药物可能被用作兴奋剂的替代品，它们是一些肾上腺素类药物、神经肌肉兴奋类药物莫达非尼或选择性多巴胺再摄取抑制剂。这些药物的有效性也得到了证实，但 29 项研究表明，它们的效果要比兴奋剂差。此外，还可以采用心理和药物相结合的治疗方法，事实证明，同时进行药物治疗和心理治疗的效果比单纯药物治疗更好。

我们注意到，并非所有这些方法都可以在俄罗斯使用。在俄罗斯，注意缺陷多动障碍直到 20 世纪 90 年代才被提及。俄罗斯国内医生主要用益智药来治疗这种疾病，该益智药是一类改善认知功能的药物。其中一些药物（卡非多[①] 和菲尼布特）有着非常有趣的历史：它们最初被用于提高太空飞行条件下的宇航员的工作能力。菲尼布特的发明者伊万·内乌米瓦金

[①] 卡非多（Phenotropil），是一种精神药物，抗惊厥、抗焦虑。能激活大脑活动，巩固记忆。——编者注

（Иван Неумывакин）在接受"MK"采访时说道："宇航员说，在服用药物后，他们在太空中就像在涅夫斯基大街上散步一样。"然而，患者对这些药物的反应是各不相同的：有的人用药后的确感觉到更加精力充沛和有专注力，而对有的人则根本没有效果。我们注意到，大多数益智药（莫达非尼除外）在欧洲和美国都不允许使用，因为还没有对其药效进行定性研究。没有证据表明益智药比安慰剂更有效，而其长期影响尚不清楚。

没有一种安非他命类药物在俄罗斯被批准使用，因此，即使有处方也买不到。在俄罗斯的一线治疗中，医生们不得不推荐采用国际上的次选药物：抗抑郁药安非他酮、丙咪嗪，以及拟肾上腺素药（一种类似于肾上腺素的物质）阿托莫西汀（市场上叫"择思达"）。由于这些抗抑郁药没有西方兴奋剂那样有诱惑力的调理作用，因此几乎不可能被滥用。此外，它们不会让人上瘾，尽管可能会出现一些副作用：从引起失眠直至（在极少数情况下）催生自杀情绪。

有些人试图用更温和的方法来解决问题。在西方，治疗注意缺陷多动障碍的另一种方案是咖啡因。咖啡因能够刺激中枢神经系统、收缩血管，并通过减缓多巴胺的再吸收速度来提高多巴胺水平。一般来说，它的作用与苯丙胺类兴奋剂大致相同，只是作用较小。我们可以进行合乎逻辑的推测：咖啡因也能治疗注意缺陷多动障碍，只是效果不像兴奋剂那样明显。

事实上，咖啡因的作用在临床上是相互矛盾的：一些研究人员指出，在大剂量（600毫克，相当于5杯双份浓缩咖啡）

我是一个成年人。

如何检查我是否患有注意缺陷多动障碍？

正如前面说过，在俄罗斯同样适用的《国际疾病分类》中，还没有"成人注意缺陷多动障碍"的诊断，因此，在俄罗斯，医生不会做出这种诊断（更不用说治疗了）。但那些怀疑自己患有这种疾病的人，完全可以做一个小测试（纯粹是为了自学），这个测试是精神科医生在世界卫生组织的协助下开发的。它只有6个问题：

- 你在完成任务最复杂的部分后，是否经常遇到要对细节进行修改的问题？

- 当交代你去完成一个有计划性要求的任务时，你是否经常觉得很难处理所有事情？

- 你是否经常忘记约定的会面或需承担的责任？

- 当交代你去完成一个需要极大精神压力的任务时，你是否经常想要试图推迟完成或逃避这个任务？

- 当必须长时间坐在一个地方时，你是否经常会坐立不安、抖动手或脚？

- 你是否经常觉得自己太活跃，一刻也闲不住，好像身体里面有一个引擎？

每一个问题都有5个选项答案，你需要从中选择一个：（1）非常罕见；（2）少见；（3）有时；（4）经常；（5）非常频繁。对于前三个问题的答案，从"有时"到"非常频繁"，每个答案一分，对于其他问题的答案，"经常"或"非常频繁"每个一分。如果你得了四分或以上，那么，你看起来确实患有注意缺陷多动障碍。然而，这种测试并不能代替精神科医生的检查。

情况下，它可以代替"强烈"的兴奋剂，但会有许多副作用；而另一些研究人员则认为咖啡因和安慰剂的作用没有什么区别。

有一种更有效的方法，那就是锻炼身体（这种方法也可以改善其他疾病，如抑郁症和双相情感障碍）。体育锻炼可以提高人体内多巴胺和去甲肾上腺素的水平，进而提高工作记忆、注意力、计划能力，以及对于冲动的控制力。我们特别建议进行那种让人专注于身体不同部位的活动，如芭蕾舞、武术或体操。

患有注意力缺失综合征的人需要学会使自己的生活系统化（或者哪怕找一个人来帮他做这件事）。你可以使用带有日程安排的备忘记事簿，如谷歌日历、Basecamp①和Trello、时间管理手册、各种代办提醒和移动应用程序；还可以听从阿切尔的建议，不要试图改变自己，而是要根据个人特点来改变自己的生活方式。不再进行单调乏味的例行工作，做一些真正有意义的事情，或者同时着手多项工作，这样就可以从一项工作切换到另一项工作。

结语

⌣

- 注意缺陷多动障碍是一种在儿童和成人中都会出现的功

---

① Basecamp，是 37signals 公司旗下一款基于云服务的项目管理软件。——编者注

能障碍。

- 注意力缺失的典型症状有：无法长时间专注于一件事情、拖延、健忘、易分心、容易忽视细节、自律性差。

- 多动症的典型症状：好动、活跃、能量过剩、喜欢打断或分散他人注意力。

- 注意缺陷多动障碍的诊断标准至今仍莫衷一是，但一些研究表明，注意缺陷多动障碍患者大脑中的信息处理过程与健康人大脑中的处理过程不同。

- 治疗方法带来了更多问题，因为在西方，治疗注意缺陷多动障碍用的是安非他命类药物。这种药物是有效的，但健康人群也可能想要服用，因此，有人会假装患有注意缺陷多动障碍，以获得这种药物。大学生为了提高自己的学习成绩也会服用这种药物。

- 有些人（包括科学家）认为，注意缺陷多动障碍根本不是一种疾病，而是一种进化优势。

- 注意缺陷多动障碍虽然会带来一定的问题，但在正确的自我组织下，它不会妨碍人们取得职场成功。一些著名的企业家公开承认他们患有注意缺陷多动障碍。

- 除了药物外，体育锻炼和（在某些情况下）咖啡也有助于缓解注意缺陷多动障碍（尽管关于咖啡因的研究数据相互矛盾）。

第6章

活在自己的世界里：
什么是阿斯伯格综合征①

---

① 在本章中，我们决定不对自闭症进行整体描述（尽管这的确是一个
有意思且值得关注的话题），而是着重研究高功能自闭症和阿斯伯格
综合征。以旁观者的角度来看，这两种疾病最接近于正常状态，其
患者也或多或少地融入了社会，他们看起来与普通人几乎没有区别，
他们很可能就是你的同事、邻居和朋友。并且，人们对他们的期望
与对普通人的期望一样，因此，他们突然表现出来的疾病特点很可
能会引起严重的误解。

尼娜喜欢廖沙。他高高的个子，消瘦的身材，像桅杆一样，喜欢穿五颜六色的衬衫。尼娜总是在想，如果能把这些衬衫裁剪成一张帆，然后绑在木船上，在春天里坐着船顺河流而下该有多好！他坐在她隔壁桌上，总是和她打招呼，但尼娜很少及时回复说"你好！"，她想用一种完美的友好语调来回答，当她还在思考的时候，廖沙已经打开笔记本开始工作了。今天，他称赞了她桌子上的一张图片——那上面是一艘三桅帆船，前桅和主桅上有两个横帆，后桅和船首斜桅上有一个三角帆。圣马丁号是麦地那西多尼亚的阿隆索·佩雷斯·德·古斯曼公爵（无敌舰队总司令）的旗舰，是顺利从英吉利海峡返回西班牙海岸的 67 艘（总共 130 艘）船只中的一艘。尼娜开始给廖沙讲述这一切，但过了一会儿，他开始看电话，然后打断了她，去忙一项紧急的工作任务去了。

尼娜一周前搬进了这间小办公室，之前她实在无法在开放式大办公室里安静下来，尤其在大办公室摆放了一张乒乓球桌后，她感到自己的精神要崩溃了。浅绿色的球桌本身就让人感到另类，当同事们在工作间隙走向球桌做准备活动时，尼娜觉得自己的头在被锤子敲打。当她开始尖叫，并拿魔方（必须说，随机排列的颜色也让她筋疲力尽）扔向其中一名乒乓球玩家时，大家都害怕极了。但尼娜工作得很出色，所以她没有被解雇，只是被换到了另一间小办公室工作。

现在，在这间办公室里面只有尼娜、廖沙和他们的老板热尼亚。第一周，尼娜只是根据衬衫的颜色来区分他俩，但后来，热尼亚长出了胡子。大家都非常安静，但为了以防万一，尼娜还是戴着耳机工作，并常常把风帽盖住了头。她还不得不花钱换个椅子套，因为原来的粗糙破旧皮面令她难以忍受。

每天晚上，尼娜都会在 20:30 准时下班，然后步行穿过一个地铁站（平均 12 分钟），因为她要去那里的咖啡厅喝她最喜欢的摩卡薄荷咖啡。但今天工作结束得比较早，创意总监柳达下午 6 点要举办一个办公室派对。尼娜不知道自己是否会留下来。一方面，她很想看一看这个派对，但另一方面，她又害怕陷入尴尬的境地，就像上次那样。当时有人要她回忆某一件"比较酷的事件"，她讲述的是他们家的热水在 12 月被切断了。尼娜知道自己和其他人之间有什么不同：他们能够如此轻易地处理（在自己看来）非常折磨人的事情，如此重视（自己甚至都无法区分的）细节。这一切都是因为她患有阿斯伯格综合征。

妖精的把戏和"雨人"

⌣

在中世纪的英国，父母必须照顾好孩子，特别是漂亮的小孩，因为他们随时可能会被"妖精"偷走。毕竟，众所周知，魔法生物向来喜欢人类的孩子，并喜欢将他们抚养在自己的王国里。他们会将自己的孩子放入被偷小孩的家里面，并对其施加魔法，使其看起来非常像被偷的小孩。但是，可以通过许多特征来区分出这些"妖精"的孩子，其中就包括孩子不好交际和身心发展不平衡，以及热衷于某一种活动（通常是音乐）。在研究自闭症历史的一些学者和作家当中，有一种观点认为那些（替换掉被偷小孩的）"妖精"的孩子患有各种发育障碍，其中包括退化型自闭症（孩子在 1~2 岁前正常发育，后来才开始表现出症状）。

随着基督教地位的加强，人们的看法也发生了变化，他们不再认为自闭症患者与"妖精"有关系，而是认为这都是"魔鬼"的把戏。在一份关于马丁·路德宴会的记录中提到了一个疑似自闭症病例，谈话中提到了一名 12 岁的男孩，据说他患有自闭症。路德的判决是无情的：他建议勒死孩子（另一种说法是淹死），认为他是"魔鬼"的孩子，是一具没有灵魂的躯体。路德写道："他（魔鬼）会伤害孩子，让他们患心脏病、失明，他会偷小孩，甚至会把孩子从摇篮里弄出来，然后自己躺到摇篮里面去。"

1747 年，苏格兰贵族修·布莱尔（Hugh Blair）与当地医生女儿的婚姻因新郎行为怪异而宣告无效。根据同时代人的回忆，布莱尔对社交礼仪知之甚少（例如，他会在没有事先约定的情况下就直接拜访别人），他总是穿同样的衣服（一件衣服穿破了，他就会从新衣服上裁下一块，然后将其补到旧衣服的破口处，但那件新衣服常常是他从别人那里借来的），他还收集鸟羽毛，并经常参加城里每一个葬礼（无论他与逝者是否认识）。然而，布莱尔离婚时，他的弟弟约翰也过来了，但布莱尔对这位新的庄园主和头衔继承人却不感兴趣。

随着科学的进步，人们明白了，行为怪异不是由"妖精"和"魔鬼"引起的，而是由一个人的心理过程和神经过程失衡造成的。"自闭症"一词（来自希腊语 αυτός，"自我"的意思）由瑞士精神病学家尤金·布洛伊勒（Eugen Bleuler）于 1910 年提出。然而，当时他用这一术语主要是来表示精神分裂症的症状。但在 1944 年，奥地利精神病学家和心理治疗师汉斯·阿斯伯格（Hans Asperger）描述了 4 个孩子的下列表现：缺乏同理心、身体笨拙、兴趣狭隘、非语言交流能力差。早在 1 年前，他的同胞（移民到了美国）利奥·坎纳也描述了类似的疾病。后来，战争开始了，因此阿斯伯格的研究工作在美国长期并未引起关注。直到 1991 年，他的著作被翻译成了英语，从而被广大专业人士了解。在当时的美国，自闭症被称为坎纳综合征。有趣的是，阿斯伯格当时并没有以自己的名字为这种综合征命名（他称之为自闭型精神病），而是他的继任者、美国精神病医生洛娜·温（Lorna Wing）将其命名为阿斯伯格综合征。最后，"坎纳综合征"一词代表的是典型的孤独症（几乎完全没有学习能力，平均智商在 50 左右），而阿斯伯格综合征代表的是其相对较轻的症状。

20 世纪 40 年代前半期，对于患有精神疾病和发育障碍的人来说不是一个很好的时期。阿斯伯格与纳粹分子的具体关系我们不得而知，但根据一种流行的观点，当时德意志第三帝国对优生计划和"多余人"清除计划感兴趣，因此支持精神病学家的研究。但阿斯伯格有意夸大自己病人的积极方面，并证明社会需要他们，目的是将其从种族灭绝中拯救出来。他将自己的病人称为"小教授"，并预言他们的非凡才能在将来会得到应用。第二次世界大战后期，他为患有"自闭型精神病"的儿童开办了一所学校，但学校遭到了轰炸，他的大部分工作都毁于一旦。1952 年，阿斯伯格的诊所收治了一个 6 岁的小女孩，她名叫埃尔弗里德·耶利内克（Elfriede Jelinek）。半个世纪过后，她成为诺贝尔文学奖得主。尽管耶利内克后来谨慎地谈到了自己的情况，她说"我患的不是阿斯伯格综合征，但已经很接近了"，她就是高功能自闭症患者中最有天赋的例子之一。

正如我们所说的，多亏了洛娜·温，"阿斯伯格综合征"一词才会出现在英语医学文献中，那时是 1981 年，也就是这位奥地利精神病学家去世一年后。而他的作品直到 1991 年才从德语翻译成了英语。第二年，"阿斯伯格综合征"被列入世界卫生组织的疾病清单，1994 年被美国医学界承认。然而，该综合征的诊断标准和起源理论至今仍在不断变化。

阿斯伯格综合征患者的特点是兴趣面狭窄、存在交流问题以及具有其他感知和行为上的特征，但他们的语言能力和认知能力还是能够让他们或多或少地适应社会，并在某些情况下有所成就。关于该综合征在自闭症疾病中的地位问题引起了争论：一些专家主张将其作为一种单独的疾病，而另一些人则将其归为高功能自闭症（事实上，两者之间的区别非常模糊）。许多阿斯伯格综合征患者更愿意被称为自闭症患者，而不区分功能障碍的不同程度。在美国《精神疾病诊断与统计手册》第五版中，该综合征没有被列为单独的疾病诊断，而是作为"孤独症谱系障碍"中的一种疾病。

顺便说一句，一般观众认为电影《雨人》中的主人公雷蒙德·巴比特（Raymond Babbit）百分之百是位自闭症患者，但实际上这一形象来自一个疾病诊断完全不同的人。他的原型是位美国人金·皮克（Kim Peek），他出生时患有脑疝气和小脑损伤。大脑的结构特点使他具有非凡的记忆能力，皮克能记住98%的信息。这是学者综合征的一个生动例子：患有发育障碍的人具有非凡的天赋。大约50%的学者综合征患者都是自闭症患者，但只有10%的自闭症患者会成为学者综合征患者。

声音特别大，距离特别近

患有阿斯伯格综合征的儿童（他们被称为 Aspie）通常比正常人学走路要迟，但能够在正常孩子学说话的年龄说出第一个单词，因此一开始很难诊断出这种综合征。但可以通过其僵硬的面部表情和语调来区分出这样的小孩。阿斯伯格综合征患者从小就沉迷于刻板的行为、依恋特定的地点或收集一些不寻常的东西，比如电池。他们很难适应一切新事物，习惯的秩序被打破也会让他们感到害怕，他们尤其经常注意到普通人根本不会注意的细节，比如打开的抽屉或桌子上摆放不当的物品。他们经常按照特定的模式来安排自己的日常活动，任何改变（如有人突然来访或学校取消课程）都会给他们带来巨大的压力。

除此之外，阿斯伯格综合征患者的兴趣面狭窄，他们可能会在某些活动或知识领域表现出巨大的能力，如国际象棋、地理、音乐或自然科学。患有阿斯伯格综合征的人可以连着几个小时不停地谈论自己的爱好，而丝毫不管对方是否感兴趣。同时，他们通常不喜欢艺术类书籍和电影，因为觉得它们"不合逻辑"，而更喜欢非小说类作品。

阿斯伯格综合征患者的另一个常见的症状是感官能力发展不均衡：患有阿斯伯格综合征的人，其一种或几种感觉可能较弱，也可能非常强。自闭症患者在交谈中会尽量不看对方的眼睛，有时他们只是认为这是没有必要的，而有时注视对方眼睛会对他们自己产生较大影响，使他们很难集中精力交谈。响亮的声音、毯子或桌布的"错误"纹理就可能使他们崩溃。而在大城市的街道上散步时，街上的噪声、杂乱的颜色和气味更会让他们陷入昏迷。当与他人在一起时，他们感觉就像站在一条繁忙的赛道中央，汽车在自己的身旁以惊人的速度疾驰而过。

许多阿斯伯格综合征患者由于过度敏感，对衣服总是特别挑剔，因为粗糙的缝线或标签可能会给他们带来极大的痛苦。这样看来，豌豆公主的故事似乎并不是虚构的。相比之下，其他自闭症患者的疼痛阈值较高，例如，他们可能会在没有任何感觉的情况下被烧伤或受伤。

阿斯伯格综合征患者对自己身体的感知能力也很弱，他们很难协调自己的动作、判断距离、规避障碍物和完成与运动有关的任务。许多患有这种综合征的人不擅长运动类的游戏，有时他们甚至都无法写字或画画。此外，阿斯伯格综合征患者往往也不喜欢被人触摸，因为这对他们来说"太过了"。

自闭症往往伴随着焦虑症。几乎 50% 的自闭症患者在某种程度上都存在焦虑问题，这并不奇怪。即使是适应性很好、看起来与正常人没有任何区别的阿斯伯格综合征患者，每天也试图在混乱、不可预测、明亮、嘈杂和经常咄咄逼人的环境中确定自己的位置。即便是细微的变化也会让他们困惑，因为他们对周围世界的感知是零碎的，过于专注细节，而忽视了全局。因此，像妈妈剪了新发型，学校取消了一节课，甚至走廊熟悉位置上的那双鞋子不见了这样的小变化，对他们来说都是一个严重的事件，是对现有生活方式的威胁。然而，阿斯伯格综合征患者往往意识不到自己认识中存在的危险，例如，他们可能不清楚，跑到行车道上可能会被车撞，从而受伤要去医院，在危险的地方散步可能会丢失钱包。

许多患有阿斯伯格综合征的人会表现出各种重复的行

为——刻板动作。例如，他们的手部会时不时地抽动、抖动，喃喃自语或反复说同一个词语。这种自我刺激的行为在某种程度上来说是每个人的特征，在激动的时候我们也会咬笔杆或者转笔杆。但对于阿斯伯格综合征患者来说，这是一种在（他们认为）"超负荷"环境中平静下来的方式，借此来阻挡环境的影响。例如，嘈杂、充满强烈气味的环境中，或者需要与讨厌的人进行交谈时。对于阿斯伯格综合征患者的治疗，有的医生想要使患者不再做刻板动作，认为刻板动作会妨碍患者集中注意力（更不用说吸引他人的注意力了）。但也有另一种观点：认为刻板动作是身体抵御各种刺激的天然防御机制，如果将它去掉了，患者甚至将无法集中精力。

如果感觉到压力过大，阿斯伯格综合征患者可能会出现崩溃（即所谓的 Meltdown）。患者可能会看起来异常兴奋，或者相反，表现得与现实脱节，有点像恐慌症发作的样子。有时阿斯伯格综合征患者会开始伤害自己，比如抓伤自己的手。在极少数情况下，他们也可能会表现出侵略性，但这并不是出于恶意，而是出于自我防卫，他们只是对普通人所忽视的事情极度敏感。研究表明，阿斯伯格综合征患者的暴力倾向并不比普通人高，因此不必害怕他们。此外，由于难于接受非正式社会化的事物，阿斯伯格综合征患者比普通人更乐于遵守正式的、成文的规则和法律。

帮我做出反应

⌣

阿斯伯格综合征患者最突出的特点和最严重的问题是沟通困难，尤其是不理解语境和非语言信号。他们很难理解"字里行间"的东西，因此他们要么逐字逐句地理解，要么就迷失在对一个词或手势可能含义的猜测中。这样的人很难从语调或面部表情中读懂对方的情绪，很难理解怎样说话是适宜的，怎样说是不合适的，对话者是否对谈话感兴趣，还是他早就不再听了。阿斯伯格综合征患者甚至会在别人与他打招呼时陷入迷惑，因为他很难从几种问候方式中去选择一种。他们中的一些人是没有公益观念的，这些人对周围的一切事物都不感兴趣，对不成文的交流规则了解甚少，而理解这些规则又让他们感到厌倦。

在传记电影《模仿游戏》（*The Imitation Game*）中，年轻的艾伦·图灵（Alan Turing，后来成为一位极具才华的数学家、密码学家和计算机科学的创始人）从朋友克里斯托弗（Christopher）那里了解了密码学。克里斯托弗告诉他："密码是一种信息，谁也看不到它，也没有人知道它说的是什么，除非你有钥匙。""可这与谈话又有什么区别呢？"艾伦问道。尽管电影中有很多艺术夸张的成分，而且无法证明图灵是否真的患有阿斯伯格综合征（尽管有很多猜测），但这是一个很好的比喻，有助于我们理解对于自闭症谱系障碍患者来说，沟通是如何成为一个谜的。

　　大多数人凭直觉理解日常生活中的各种规则：他们知道穿什么样的衣服、如何表现（控制）自己、如何说话、采用什么样的姿势。而患有阿斯伯格综合征的人还会有社交无能症——他们可能说话声音特别大、离对话者特别近、不懂幽默，只从字面理解问题意思，或者在需要用礼貌和谎言来打圆场的时候表现得非常诚实。他们会直接地说："汤不好喝""你穿这件衣服显胖"，而完全不会考虑你是否会生气（如果这是事实，为什么要生气呢？）。因此，他们的行为往往显得幼稚，有时甚至是粗鲁。下面是一个阿斯伯格综合征患者这样来说自己的："当听到'你好吗？'和'有什么新鲜事没有？'时，我理解的意思是'我想和你聊聊天，只是我不知道聊什么'。因为我没有什么要说的，所以我总是回答'不要'或'没有'，这样对话也就结束了。"但无论如何，诚实和直率是可贵的品质，患有阿斯伯格综合征的人不会撒谎、耍两面派或做出违背承诺的事情。

　　电视连续剧《废柴联盟》（*Community*）的主人公阿比德·纳迪尔（Abed Nadir）在一个需要快速做出情绪反应的情况下请求自己的朋友："帮我做出反应"，纳迪尔就像一个典型的阿斯伯格综合征患者，他不善交际，往往不理解别人的情绪和谈话的语境，他兴趣狭隘，只喜欢电影，电视和流行文化。有趣的是，《废柴联盟》的编剧丹·哈萌（Dan Harmon）最初并不打算赋予这个角色任何疾病特征，但是在听了粉丝们的建议后，他开始深挖这一话题，最终在自己身上发现了阿斯伯格综合征特征。在其他电视剧的主人公身上也能发现这一综合征的症状，比如《IT 狂人》（*The IT Crowd*）中的莫斯（Moss）、《生活大爆炸》（*The Big Bang Theory*）中的谢尔顿·库珀（Sheldon Cooper）或者《桥》（*Most*）中的侦探萨戈（Saga，美国翻拍的索尼）。人们最喜欢的一位阿斯伯格综合征患者的角色还是《星际迷航》（*Star Trek*）中的斯波克（Spock），他也试图通过逻辑来理解人类情感的复杂世界。

人们普遍认为，阿斯伯格综合征患者缺乏情感的同理心，他们很难理解和分享他人的感受。许多人将缺乏同理心与潜在的威胁联系在一起："如果他不能设身处地为我着想，那么他可能会伤害我。"但事实并非如此，除了情感的同理心，还存在认知的同理心，即一个人试图分析他人的感受并以他人期望的方式做出反应。尽管阿斯伯格综合征患者在这一领域也有问题，但这可以通过学习和经验来解决。此外，还存在道德底线，人们可以依靠理性而不是情感来遵守道德上起码的行为规范。而这些方法对于阿斯伯格综合征患者来说非常容易做到。但也存在相反的理论，脑科学研究所（瑞士洛桑联邦技术研究所）的心理学家亨利（Henry）和卡米拉·麦克拉姆（Camilla Macram）认为，阿斯伯格综合征患者对周围世界（包括对他人的情绪）的感知是如此敏锐，以至于他们根本没有时间处理这些信息。情绪过载了，这就是他们对周围人言行反应迟钝的原因。无论如何，反应迟钝并不意味着阿斯伯格综合征患者在情感上是冷漠的。问题只是在于，他们往往不能让自己的感受变成别人可以理解的形式。因此，他们的情绪往往与他们的话语、语调或面部表情不一致。

许多阿斯伯格综合征患者正在模仿学习"正常"的社交互动技能。他们会观察和记住周围人最有效的举止和语气，分析交往中的错误案例，并针对不同的社交情况确定社会可接受的行为方式。为了对他们提供帮助，专业人员专门设计了识别他人感觉的培训课程：向阿斯伯格综合征患者播放在不同情绪下正常人的面部表情视频，并解释他们的行为。

阿斯伯格综合征患者马克·塞加尔（Marc Segar）撰写了《疾病管理：阿斯伯格综合征患者的生存指南》（*Coping: A Survival Guide for People with Asperger Syndrome*），他为读者提供了一些（对于大多数非阿斯伯格综合征患者来说并不困难的）有用建议："如果有人在和你谈论什么会让他产生强烈的情绪的事情，而你没有用你的肢体语言做出回应，那么这个人可能会觉得你对他满不在乎"；"如果你在和别人谈论第三个人时，还用手指着那个人，如果被他注意到了，就会被认为是粗鲁的"；"有时，有些人不等你说完就明白你的意思了，即便如此，如果他们真的懂你的话，你通常不需要结束自己的想法"。通过更深入的交流，伪装经常被识破，但从外界看来，这样的方式可能很有说服力。有时，这可以培养出真正的表演天赋，尽管观看的观众似乎是令阿斯伯格综合征患者难以忍受的人。例如，著名的女演员达丽尔·汉娜（Daryl Hannah）公开承认她患有自闭症谱系疾病。

硅谷基因

︵

目前还没有关于阿斯伯格综合征患者就业方面的准确统计数据，阿斯伯格综合征患者通常不愿意将自己的情况告诉雇主。但总体来看，他们的失业率似乎很高。汉斯·阿斯伯格（Hans Asperger）指出，有才能的阿斯伯格综合征患者可能会有一个好的职业生涯，特别是在数学和自然科学方面（如今，随着技术的进步，编程、设计和其他与计算机相关的职业也被添加到名单上，但阿斯伯格综合征患者也可以在其他领域实现自我）。他认为，走入内心世界的能力（在某种程度上）是每个人都可以具备的，尤其是科学家和从事创造性职业的人。因此，如果一个人这种能力表现得特别明显，那么，它可以给他带来某些好处。

当然，并非所有拥有复杂内心世界的人在与外界交往和获得社会经验的过程中都会遇到问题。但是，阿斯伯格综合征患者可以用自己的强项来弥补自己的弱点。一些研究人员认为，某些天赋（主要是技术方面）与阿斯伯格综合征之间存在着联系。此外，阿斯伯格综合征患者往往会有很好的视觉记忆和听觉记忆，因此他们很容易理解他们所关心问题的实际情况。阿斯伯格综合征患者会深深地沉浸在他们所感兴趣的话题中，直到着魔。他们经常能够注意到普通人根本不会注意的细节。同时，阿斯伯格综合征患者很容易接受特定的信息：示意图、图表、演示文稿和视觉示例，而口头指示对于他们来说则太过于抽象了。

"众所周知，患有阿斯伯格综合征的人喜欢信息，但这是为什么呢？"作家兼歌手和女演员的露迪·西蒙（Rudy Simone）说道，"信息就像是我们思想的锚，它可以使我们实现自我认同，是我们可以控制的东西。我们无须去取悦信息，也不用带它去咖啡馆或试图给它留下深刻的印象。我们可以随心所欲地使用它。"

不要指望患有阿斯伯格综合征的员工具有管理能力和团队合作能力。但是，如果你交给他一项尽可能具体的任务（最好是他感兴趣的领域），让他独自去解决，他会表现出博学、原创性思维和完美主义倾向。此外，他会只谈论工作，并对方案进行诚实公正的评估，而不遵守刻板的繁文缛节，这对完成工作也是很有用处的。

阿斯伯格综合征患者狭隘的兴趣并不总是与计算机有关，但人们注意到，有才能的程序员中有许多人患有阿斯伯格综合征。"如果完全清除导致阿斯伯格综合征的基因，硅谷将不复存在"，科罗拉多大学教授（动物学家、阿斯伯格综合征患者）坦普尔·格兰丁（Temple Grandin）在 2010 年的 TED 大会上如是说。格兰丁还声称，美国宇航局一半的宇航员患有自闭症谱系障碍，并认为史蒂夫·乔布斯（Steve Jobs）也患有阿斯伯格综合征。贝宝（PayPal）创始人彼得·蒂尔（Peter Thiel）在接受采访时表示，创造性和非常规思维为阿斯伯格综合征患者创业提供了优势。"在硅谷，我发现许多成功的企业家都患有轻度的阿斯伯格综合征，在这种情况下，他们似乎缺乏模仿和社会化的基因。"

它是如何工作的：镜像神经元和遗传

对家庭和双胞胎的研究结果表明，遗传学在阿斯伯格综合征的发生中起着重要作用：据估计，其决定率高达90%。阿斯伯格综合征儿童的兄弟姐妹患病率是一般人群的15~30倍。同时，阿斯伯格综合征似乎不是由一个基因（更确切地说，是某个基因的变体）引起的，而是由几个基因联合引起的。此外，这一疾病的3种主要症状（沟通和社交困难、兴趣面狭窄和重复刻板行为）可能是由彼此不相干的原因引起的。

根据神经解剖学的研究，在大脑发育中，引起阿斯伯格综合征病变的时间可能是在受孕后不久，它们可能是在胚胎发育过程中由于胚胎细胞的异常迁移引起的。大脑中最受影响的部分是前额叶皮质，怀孕第10周到第20周之间在前额叶皮质内会形成新的神经元。发表在《美国医学会杂志》上的一项研究发现，阿斯伯格综合征儿童前额叶皮质内的神经元数量比健康同龄人大脑中的神经元数量多67%。所有的婴儿在出生时都有过多的神经细胞，所以，如果阿斯伯格综合征患者有一个正常的自然过程来消除多余的神经元，将神经细胞的数量减少到初始数量的一半，那就不会有问题了。"多余"的神经元使神经网络中的信息传输和处理过程变得复杂化，并干扰大脑各部分功能的充分发挥。

阿斯伯格综合征导致行为障碍的原因可能是镜像神经元功能失调，镜像神经元的发现被认为是现代神经科学中最重要的事件之一。当一个人完成某个动作时，或者当他只是观察某个动作时，这些神经元就会被激活。通常认为，镜像神经元能够使我们的大脑在被观察的行为和我们自己进行的行为之间建立对应关系。例如，当孩子看到妈妈把勺子放进嘴里时，他就会试图重复妈妈的动作。或者，我们会根据对方的面部表情和姿势来判断他的心情（会想象自己在什么样的心情下会有这样的姿势和表情）。如果没有这些细胞，我们就不能将别人的行为"试用"到自己身上，而是只能抽象地感知它们。许多科学家都认为镜像神经元在模仿、学习身体动作、掌握语言相关技能和理解他人的情绪反应等过程中起着重要作用。由于上述所有情况都会给阿斯伯格综合征患者带来问题，因此可以合理地假设：阿斯伯格综合征患者大脑中的镜像神经元不像普通人那样工作。但到目前为止，这一假设还没有得到证实。此外，该假设也不能解释阿斯伯格综合征的其他症状，例如，过于敏感或者避免与交谈者有视觉接触等症状。

科学家们试图解释另一个概念——情感景观理论。情感景观是"记录"一个人对各种刺激的所有情绪反应的笔记本，是一张包含重要事物、事件和周围人的地图。情感景观形成于神经网络中（从处理新感官信息的大脑皮层，经过杏仁体再到边缘系统，杏仁体对于情绪的产生起着关键作用）。信号流从边缘系统的不同部分进入到大脑皮层联合区，在这一区域将为特定的反应做好准备，而所选择的行为则由前额叶皮层控制。如果这一关系链中的某个环节出现了问题，情感景观就会"崩溃"：一个人对刺激的情绪反应将变得不可预测，而且往往是极端的。

此外，关于自闭症谱系障碍的机制，还存在着几种神经心理学理论。其中一种是认为患者缺乏社会认知能力，即缺乏处理和保存（有关他人的以及与该人关系的）信息的能力。阿斯伯格综合征患者非常喜欢系统化对事件的印象，但当这些事件与其他人有关时，他会感到这样做很困难。此外，阿斯伯格综合征患者缺乏"心理模型"，即他们无法意识到自己的精神状态与别人的状态不同。这种能力可以通过萨莉—安妮测试（Sally-Anne Test）或其改进版来检测。被测试的孩子会看到这样一个场景：有两个小姑娘，萨莉和安妮，萨莉往箱子里放了一个东西，然后就离开了，安妮偷偷打开了萨莉的箱子，偷走了那个东西放进了另一个篮子里，那么，等到萨莉回来后，她应该去哪里找放的那个东西呢？是箱子还是篮子？如果是一个正常的人，他肯定会选择箱子，因为他应该能想到，萨莉是不知道安妮偷了自己的东西，所以肯定会先去自己的箱子里找。但阿斯伯格综合征患者会选择篮子，因为他们以为萨莉会像自己一样有上帝视角，所以会认为萨莉要去篮子里找。因此，患有阿斯伯格综合征的人往往认为没有必要去告诉别人一些事情，认为他们都应该（像自己一样）知道了。例如，一名学生因病没有参加考试，但他没有提前通知老师，最终考试成绩不及格。

接种疫苗恐惧症

⌣

　　1998 年，安德鲁·韦克菲尔德（Andrew Wakefield）医生在英国著名的医学杂志《柳叶刀》（*The Lancet*）上发表了一篇关于对 12 名儿童进行的研究的文章，他们由于不明原因导致发育受损。他们中有 9 人被诊断患有阿斯伯格综合征，8 个人（不清楚是否为诊断为阿斯伯格综合征的孩子）的父母报告说，接种完麻疹、风疹和腮腺炎疫苗后孩子就立即出现了相关症状。没有直接证据表明 MMR 疫苗（麻腮风三联疫苗）与阿斯伯格综合征之间存在联系，只是指出"外部因素可能导致疾病"。

　　真正的信息风暴开始于 2001 年 12 月，当时韦克菲尔德辞去了皇家自由医院（Royal Free Hospital）医学院的工作，理由是他被阻止进行"不受欢迎的科学研究"。2002 年 4 月，他根据对 91 例儿童发育迟缓病例的分析，与他人联合发表了另一篇文章。结果，在 2002 年，与 MMR 疫苗相关的问题成了最受欢迎的科学课题，针对这一课题共发表了 1257 篇文章（是上一年的 10 倍）。然而，在这些文章中，只有 20% 的作者是相关领域的权威专家，其余的文章都是由普通记者写的。另外，其中三分之二的文章都是片面的，里面只提到了有关疫苗危害性的研究结果，而忽视了其本身具有的安全性。结果，2004 年英国只有 79% 的儿童接种了 MMR 疫苗（1997 年该比例为 90%）。在媒体不断曝光疫苗丑闻的背景下，父母开始拒绝为孩子接种疫苗。

2004 年，《星期日泰晤士报》（*The Sunday Times*）的布莱恩·迪尔（Brian Dear）进行了记者调查，并得出结论：韦克菲尔德的两篇文章都缺乏证据，它们甚至完全依赖于虚假的信息。例如，12 名患病儿童的病历数据与研究中提供的数据不一致，只有一个人在接种完疫苗后出现了发育迟缓的情况。

此外，韦克菲尔德还从 MMR 疫苗批评者那里获得了超过 435 000 英镑的好处费。据称，他们是阿斯伯格综合征儿童父母的律师，需要获得法庭上所需的证据。调查人员没有提到存在利益冲突。《柳叶刀》杂志也承认了 1998 年韦克菲尔德那篇文章的结论不可信。后来查明，韦克菲尔德和一位阿斯伯格综合征儿童的父亲计划开办一家企业，销售阿斯伯格综合征早期诊断试剂，他们甚至申请了专利。据医生计算，这家公司每年会赚 4300 万美元。2010 年，根据调查结果，韦克菲尔德的行医执照被吊销，其在《柳叶刀》杂志上的文章也被认为不可信。我们现在仍可以在《柳叶刀》杂志的网站上看到这篇文章的"撤回"标记。

关于 MMR 疫苗危害性的无稽之谈被称为"100 年来最具危害性的医学研究"。例如，在英国，MMR 疫苗接种率直到 2011 年才恢复到丑闻出现之前的水平。2014 年进行的一项综合分析（包含 10 项研究，有 1 246 407 名参与者）再次证明了疫苗接种与阿斯伯格综合征之间没有联系。

阿斯伯格综合征能否治愈

目前还没有治疗阿斯伯格综合征的药物，这是一种终身障碍：你只能缓解某些症状或治愈其伴随的其他疾病，例如抑郁症和强迫症（这些疾病通常会在自闭症谱系障碍中出现，作为对持续压力的反应）。治疗的主要任务是使患者尽可能适应周围的世界，而不是去压制他的个性。大多数研究人员认为，首选方案是采用心理疗法和教育方法，而且是越早采用越好。然而，也有人认为，所有现有的治疗方法，其有效性几乎都没有得到证实。

治疗自闭症谱系障碍最流行和最有效的方法之一是应用行为分析（ABA）。它基于这样一种观念：人们更容易重复那些会得到夸奖的行为，而不是那些被忽视的行为。从 20 世纪 60

年代开始，研究人员意识到这种方法可以有效地纠正阿斯伯格综合征。应用行为分析有助于帮助患者养成有用的技能，同时减少不良行为发生的概率。训练通常由专业人员组织进行，每周需要训练 20~40 个小时（2~3 小时一对一的课程）。方法很简单：教练提出请求，患者对其做出反应。如果反应"正确"，患者将会得到奖励；如果患者的反应不对，则他的行为就会被忽视。整个训练期间患者会完成一系列的任务，而这些任务又被分成许多小任务。

如果阿斯伯格综合征带有伴随疾病，医生可能会采用药物治疗。如果伴随有"多动和注意力不集中"的情况，医生会开精神刺激剂（如患有注意缺陷多动障碍时）；如果伴随有"易激动和侵略性增加"的情况，医生会开情绪稳定剂和镇静剂；如果伴随有焦虑和强迫症状医生会开抗抑郁药。但这些药物并不能治愈阿斯伯格综合征。在此基础上，出现了许多"替代"治疗方法，从针灸（认为孩子只是缺乏"气"的能量）到所谓的螯合疗法（有一种假说，认为阿斯伯格综合征患者的体内有太多的重金属，可以使用专门的药物将它们排出）。父母们的做法可以理解，他们很难接受自己的孩子会终身患病，许多父母准备着抓住每一根救命稻草，高达 7% 的阿斯伯格综合征儿童接受了螯合疗法。贝勒大学的托尼·戴维斯（Tony Davis）领导的一项综合分析显示，螯合疗法只在 5 项研究中的 1 项取得了积极的效果，而所有的 5 项研究在方法上都不符合循证医学（Evidence-based medicine）的要求。

阿斯伯格综合征和神经标准人

⌣

与其他精神疾病一样，阿斯伯格综合征也面临着一个标准界限的问题。如果我们认为不同种族、信仰的人是平等的，那么我们是否也应该平等对待那些神经系统不同的人呢？许多阿斯伯格综合征患者反对将自己看作是病人或残疾人，相反，他们将普通人称为"神经标准人"（即"神经上典型的人"）。有些人会把自己封闭起来，但高功能自闭症患者中的一些积极分子试图与"神经标准人"的社会进行对话，希望人们不要再把他们的疾病诊断看作是一种判决，他们自己也不是让人唯恐避之不及的外星人。

互联网和数字技术帮助阿斯伯格综合征患者找到了他们可以接受的沟通方式和自我实现方式。现在可以远程工作，通过电子邮件进行交流，并在在线课程中获得新知识。那些积极分子还为阿斯伯格综合征患者组织会议，在会上他们可以相互交流，而无须刻意装作"正常人"的样子。一些积极分子建议将6月18日定为阿斯伯格综合征患者自豪日（Autism Pride day），他们认为阿斯伯格综合征患者是少数群体，他们并不是"不正常的人"，而只是另一种人。其他的倡议活动似乎不那么激进，其中包括亮起蓝灯行动（Light Up Blue）：每年的4月2日晚上，用蓝色灯光点亮地标性建筑。联合国将这一天正式定为世界自闭症关注日。

需要知道的是，普通人有时也会表现出"阿斯伯格综合征"的特征，只是症状非常轻。许多人坐在显示器前会抖腿；或者当他沉浸在感兴趣的话题中时，会对一切事物充耳不闻、视而不见。处于一个新的环境中可能会感到不知所措，强烈的噪音和明亮的颜色会造成压力，有时觉得社会习俗完全没有意义。所以，如果把这一切放大几倍的话，画面将会变得奇怪，但对我们来说它仍然不完全陌生。

结语

⌣

- 一些历史学家认为，在古时候，阿斯伯格综合征儿童被看作"妖精"的弃儿，社会退化得太让人出乎意料了。
- 心理治疗师汉斯·阿斯伯格（Hans Asperger）是阿斯伯格综合征的发现者，他不仅帮助自己的患者生存了下来，还对他们的未来抱有信心。
- 阿斯伯格综合征患者从小就有某些仪式化的行为，而且他们难以接受一切新事物。习惯方式的改变会让他们非常不安。
- 阿斯伯格综合征患者的特点是兴趣面狭窄，他们可以连着几个小时不停地谈论自己的爱好，而丝毫不顾及对方是否感兴趣。

- 阿斯伯格综合征患者很难理解对话的语境——语调、表情、反话。他们倾向于从字面上理解一切，而无法（凭直觉）对一句玩笑做出适当的回应。

- 阿斯伯格综合征患者对各种感官信息的敏感性也会不同。对于这样的人来说，他可能无法忍受桌子过于粗糙的表面，可能会被房间里的风扇或旁边女人身上颜色过于花哨的夹克折磨得筋疲力尽或严重分心。在感觉"过载"或其他某种压力的情况下，阿斯伯格综合征患者可能会出现神经崩溃，即所谓的 Meltdown。

- 阿斯伯格综合征患者很少有同理心，但这并不意味着他们冷漠。他们通常严格遵守道德规范，不想伤害任何人，也很少犯罪。

- 阿斯伯格综合征跟遗传因素有较大的关系，但它不是由一个基因"造成"的。

- 没有确凿的证据表明儿童接种疫苗会导致阿斯伯格综合征。

- 目前还没有治疗阿斯伯格综合征的药物，但已经开发出了各种矫正疗法，以使自闭症谱系障碍患者能够更好地适应社会生活。

第 7 章

精神分裂：

什么是精神分裂症

　　当彼得最终在公司内实现了自己的梦想，他惊奇地发现，这一期盼已久的事件并没有给他带来强烈的反应，他不久后出生的儿子也一样。他一开始把这视为精神高度紧张，但是在长久休假后，他还是没有恢复明显的感觉。好像他的情绪范围明显缩小了：他不会高兴、不会悲伤，他做事更多是靠习惯，完全不能凭感觉。他做得更多的是不得不假装喜欢，为的是不让亲近的人发现他的不正常。也就是说他喜欢做以前做的事情，能引起他兴趣的事情越来越少，离开家出门的次数也越来越少。彼得很难胜任网站设计的重要项目，他放弃了连环画"心灵绿洲"的绘制工作，不再注重自己的外表。他深刻地沉浸在宇宙构造的沉思中。但是寻找志同道合者的所有尝试都让他感受到崩溃：当他尝试向其他人讲述自己的恍然大悟时，他的解释在他们看来是那么颠三倒四、词不达意。尽管如此，彼得并没有怀疑过他正朝着正确的方向前进。他感觉到，整个世界的合理性好像一个巨大的七巧板拼凑在他的头脑里。所有都不是无缘由的，街上开始出现与他一样孤独的人，他们的车牌上也有加密，但作为一个聪明而有创造性思维的人，他能够解开这些信息。一天午饭时，他听到了一个非常愉悦的男中音告诉他，他是外星球文化的代表，带着启蒙的任务飞到这里，准备为彼得开启双眼，让他可以看到地球上所有丑陋的事情。彼得决定与客人分享他自己的假设和怀疑，但他的妻子看到丈夫与想象中的对话者进行交流，叫来了精神科的医生。

木僵和蠢笨

精神分裂症的症状早就引起了医学界的兴趣，但直到 19 世纪中叶，人们才第一次尝试将这些特征结合在一起，出现了单独的精神失常疾病。法国精神分裂症学家本尼迪克特·莫雷尔（Benedict Morel）将这种失常命名为早期痴呆（Démence Précoce）——相对于老年痴呆的痴呆症；苏格兰人托马斯·克洛斯顿（Thomas Clauston）使用术语"少年的疯狂"德国作家埃瓦尔德·海克（Ewald Haeckel）和卡尔·路德维希·卡尔鲍姆（Karl Ludwig Karbaum）描述了紧张症（陷入木僵状态，有时会与兴奋交替发作）和精神分裂症（区别于儿童时期的幼稚行为）的类型。直到 1899 年，"现代精神病学之父"埃米尔·克雷佩林（Emil Kraepelin）将不同的症状合称为一种疾病，用莫雷尔的拉丁化术语来命名它——Dementia praecox。克雷佩林首先提出精神分裂症各种不同的症状不是其他疾病引发的并发症，而是一种单独的疾病。他特别注意到所有症状的共同点，也就是现在认为的精神分裂症的"核心"——人格分裂和对现实的扭曲感知。不过当时克雷佩林对自己的分类方法非常小心。他确信，疾病必须严格按照它们的来源来划分。研究生物化学的，神经学的疾病以及相关的症状，并结合它们共同的生理学的前提条件将其作为一种疾病，而不是按照其外在的表现。克雷佩林认为，以后有必要对其进行分类，因为这样我们可以定义心理疾病（即了解心理疾病如何产生，或其他的过程，以及如何消失）。但是过了 100 年后，科学家们仅能够根据最普遍的特征确认大脑中哪些部位会出现"失常"。因此，精神科医生仍然是根据观察到的症状进行诊断。

瑞士精神分裂症专家尤金·布莱勒（Eugene Brehler）继续了克雷佩林的工作。他将所有的症状分为主要症状和辅助症状，并把"精神分裂"一词引入日常生活中，直到 1952 年第一个 DSM 与 Dementia praecox 并行使用时，"精神分裂"一词才退出。后来的 40 年，术语和方法学争论一直在持续。科学家和医生们试图就如何区分精神分裂症尝试达成一致，这个病症与其他病症有哪些区别，都有哪些症状，哪些疾病可以包括哪些症状，不包括哪些症状，总的来说，它是否能作为单一的疾病存在。

间歇性精神分裂症

⌣

　　长期以来疾病的界限都是非常模糊的，两个医生可以分别判定一个人是完全健康的，或者是严重有病的，哪怕他们使用的是世界卫生组织的统一分类。1966 年精神学家安德烈·斯涅日涅夫斯基（Andrei Sniewski）引入了"间歇性精神分裂症"这个术语，主要指的是这一疾病的精神分裂症特征表现不明显。有人认为存在一系列精神分裂症类型的疾病（布莱勒也曾提出过这一想法，并在精神分裂症的现有分类中得到了体现）。遗憾的是，这种说法被认为是无稽之谈，并被科学家判定为对社会有害的言论。症状学不仅包括能够成功列入其他疾病的症状（1978 年世界卫生组织在 10 个国家进行的一项研究表明，莫斯科心理学家诊断精神分裂症的症状全部来源于精神失常的状况），还包括对怪诞的思想或行为的不同标准。"增强自尊"也可以被认为是伟大的妄想，"改革的愿望"等同于超级理想。现在"精神分裂症"已经从国际疾病分类中排除，由于界限模糊，它的类似症状"精神失常"也不被建议广泛应用。

　　1987 年出现了一种更客观的诊断方法——英国人彼得·利德尔（Peter Liddell）提出了 3 种因素的模型，可以更准确地区分精神分裂症的症状，并使用数学工具选择相应的治疗方法。后来这种模型被多次使用并验证成功，尽管没有达到 100% 的准确。该模型经过了优化及改善，目前在国际疾病分类中运用的是第 10 个修订版，用于诊断 8 组症状。

脑海中的毕加索

⌣

国际疾病分类将疾病症状分为"大的"和"小的"，在一个月内表现出来的一个大的或者两个小的症状就足够用于诊断了。

大的症状主要有：

- **思想的物质化。**周围的人认为他的思想有问题（可能是思想被偷走了），或者相反，想把自己的思想强加到他的脑子里。
- **影响妄想。**感觉一个人的行为和思想是由外界控制的。
- **脑中的声音。**出现听觉幻觉，同病人评论或讨论他的行为。当一个人明白这种幻觉只出现在他的意识中，其他人是听不到的时，当这种真实的幻觉对病人来说就是客观存在的事实时，就会产生幻觉。
- **荒诞的想法。**一个人沉迷于大量不现实的想法，比如，相信自己无所不能、能够控制股票指数等。

小的症状主要有：

- **重复出现幻觉，伴随着一些胡言乱语，但是没有明显的失常。**区别于大症状的特征是妄想的思想并不那么包罗万象。他们或多或少与人的性格相适应，甚至在整体上与周围环境是完全适应的。但是他们具备病态特性，不顾一切地证明埃尔德的假设论，为此可以拒绝工作和家庭，前往西伯利亚农村去研究科学。

- **毫无逻辑的言语。**语无伦次、不连贯、带有很多新词的自言自语、不恰当的停顿。

- **紧张的行为。**毫无缘由的紧张，或相反，完全僵化，完全脱离周围的环境，达到"蜡样屈曲"——这是一种状态，当人不能自己移动，但是却可以长久地保持任何被摆布的姿势，哪怕这种姿势自己并不舒服。

- **冷漠。**沉默寡言，对自己的命运完全不感兴趣，情绪反应非常模糊。这种症状并不是抑郁或者双向情感障碍的结果。

　　疾病通常是从出现一系列消极精神分裂症症状的前驱症状期开始。人的记忆力和注意力开始出现问题，极力避开人群，包括自己最亲近的人，对自己最喜欢的事情丧失兴趣。在这个时期，大多数情况下人会陷入抑郁当中。有时病人还会出现莫名其妙的感受，喜欢奇怪的想法。他已经明白，他有些不对劲，但是通常他会向周围的人隐瞒这个情况。通常 15~25 岁是精神分裂症症状最初展现的时候，因此通常周围的人都不会认为这有什么奇怪的，因为这一时期对他来说是一个复杂的过渡年龄和成长期。

对于周围的人来说，前期症状最明显的表现就是，当病人出现了精神状况时，他会沉默寡言。他开始听到外星人的声音，同死去的名人交流，比如用砂布擦墙，或者是陷入自我沉思，对周围完全没有反应，静坐若干天。平均来说，一年内 10 000 人中会有 33 个人出现精神分裂症，10 000 个人中会有 72 人一生中会出现一次精神分裂症。发病的主要的高峰期男士是 30 岁，女士是 35 岁。第二个高峰期是 60 岁以后。

因此，患有精神分裂症的作家和心理学家阿尔海林·拉乌维克（Arnhild Lauweng）描述了他自己的发病情况："我对视角和空间关系的正常感知完全颠倒，就好像我活在毕加索的超现实主义画作的世界中。这是非常痛苦和可怕的。有一次在上班的路上，我在人行道上停留了半个小时，我无法决定是否要过马路。我不能正确地判断，汽车距离我有多远，人行道的边缘对我来说就像是万丈深渊，如果我跨过去就会坠毁而亡。"观察到的现象和习惯性的解释形成的现实和幻想的混合，是精神分裂症的主要特征之一。与人们的通常认识相反的是，病人无论何时都无法完全进入自己幻想中的世界。20 世纪中叶，法国精神分裂症学家盖坦·克拉姆巴（Gaetan Clarambo）提出，病人的幻觉和胡言乱语，并不是精神分裂症的原因，而是结果。病人开始丧失逻辑思维能力，经常发生矛盾对抗。为了平衡这些矛盾，身体机能锻炼出一种特殊的能力来解决认知上的不协调，如荒诞的想法，幻觉等。这个事实得到了部分证实，通常发生在急性期，当病人出现更多强烈的症状（非一般精神状态固有的奇特的新症状，像是幻觉；还有一些症状，就是病人丧失了感知正常感情的能力，比如高兴、伤心等）时，他不安和恐惧的程度会下降。有意思的是，按照这个逻辑治疗精神分裂症的现代方法有：首先要缓解令病人感到痛苦的症状。他不得不再次陷入矛盾对抗中，让自己陷入臆想的世界中。我们注意到，克拉姆巴的理论并没有得到完全的证实，虽然最终也没有被推翻，当然它在现代科学中也不是最重要的。从另一个方面，似乎很难理解，不久前还是十分理智的人开始相信一些奇怪的东西。但现实的幻觉，被削弱的批判性思维以及对什么是什么的不确信，这些甚至可能对最聪明的头脑造成严重的打击。"当你早上醒来时，你发现床边站着一个带有紫色鳞片的物体，它声称是从火星直接来到你身边的。"作家芭芭拉·奥布莱恩（Barbara O'Brien）在《非凡旅程，疯狂与回归——操作者与事物》一书中讲述了她患上精神分裂症的经历。"天外来客用三只眼睛严厉地盯着你，警告说，任何人都不应该知道他的存在，否则他就立即消灭你。也许你会立即想到，你的头脑是否正常。但你清楚地看到这个彩色的火星人，听到他响亮而清晰的话语。根据你从视觉和听觉中得到的信息，尽管事实极其荒诞，你还是不得不同意这个'陌生人'所说的都是实际存在的。"然而，应该指出的是，直到现在，精神分裂症学界对于精神分裂症中视觉幻觉是否真实存在仍然存在争议。有一种观点认为，这种疾病只会产生幻觉（构建真实的影像，比如，护士长出犬牙或椅子上的毛毯变成狼），胡言乱语（在病人的脑海中出现脱离现实的画面，病人躺在床上，但他感觉自己在公园里散步）或者伪幻觉（患者用"内在视觉"看见天使，但他认识到周围的人是看不见的）意识到他们对周围的人来说是看不见的。因此，在国际疾病分类中精神分裂症的症状不包括视觉幻觉。

具备精神分裂症最初表现的 70% 的症状就必须要住院治疗。然而，与普遍认知相反的是，"黄房子"并不能永远关住不幸的病人。平均而言，在精神分裂症院内，精神分裂症患者发病的持续时间一般不超过 3 周。大约四分之一的病人在第一次发作之后就会完全康复（准确来说，病人直到生命的尽头都是完全健康的，因为这个病被认为是慢性的）；还有三分之一的病人是定期发作，但其余时间都过着正常人的生活；15% 的病人可以得到缓解，但是他们的健康状况无法再恢复到从前。10% 的人需要长期留在医院，随着时间的推移，这些病人只能略有缓解。10 年内有 10% 的人死亡（主要是自杀）。

症状混乱

下面我们简单介绍一下两种经常与精神分裂症混淆的疾病。

双重人格。多重人格障碍（历史上有一位患者有超过100个独立的"身份"——男人、女人和儿童等），其学名为人格离解障碍（DRL），这完全是另外一种疾病。更奇特的是，直到现在科学家们还没有得到真正可以作为研究依据的有效数据，大约在全球0.5%的居民中发现了不同形式的人格障碍。这种情况在1970年以前更为罕见，有描述的只有200例。每个人的单个行为都是理性的，与周围的环境相适应，不寻常的是，这些人格仅在同一个人身上转换。大多数情况下精神分裂症的特点是人格分裂、出现不合逻辑的行为、胡言乱语。此外，疾病发生的机能从根本上是不同的。如果精神分裂症的症状是由神经生物学原因引起的，那么人格障碍就是我们心理防御机能的过度反应。有一种理论认为，我们的遗忘和幻想主要是用来缓解压力的。我们忘记不愉快的事情，取而代之的是想出一些让自我愉快的事情。有时这种机能运转得太好（至少95%的人格障碍与儿童时期压力过大有关），以至于大脑会产生另一种人格来取代不愉快的记忆。

痴呆。我们都知道的悲伤故事，当完全清醒的人在几年内完全失去记忆，丧失曾经的技能，有时甚至丧失了自理能力。

有时人们也会说他们发疯了。但这种症状与精神分裂症没有任何共同点。精神分裂症的特点是大脑发出错误的指令，而痴呆几乎都跟病人的器官病变或者破坏有关。如果拿一辆坏了的车做比较，那精神分裂症就类似于大灯会自动打开，传感器会显示不相关的数据，方向盘连接不正确，当你向左打方向时，它向右旋转。而痴呆类似于大灯碎了、油箱坏了、基本上没有了方向盘。这些症状更多的是指神经学上的，而不是精神学上的，病人神经系统逐渐崩溃。二者的症状有很大区别，这取决于大脑哪个部分受损更严重。

痴呆通常都是由阿尔茨海默病引起的（达到 60% 的比例），其特点是病人丧失记忆直到完全失去方向：人完全忘记了自己是谁。通常是开始时丧失短期记忆，然后是长期记忆，一个人可能会认为他现在完全在另外一个时间。所有外在的奇怪行为都有其内在的逻辑性。痴呆区别于精神分裂症的一个主要的症状就是病人丧失逻辑思维能力。

此外，痴呆并不总是会导致精神上的变化。其中不到 1% 的患者会出现肌萎缩性侧索硬化，病人逐渐失去运动神经元——神经系统中负责运动的部分，然而不会出现任何精神失常的症状，哪怕这个人逐渐失去身体的自控能力。值得一提的是，正因如此，在 2014 年发生了著名的"冰桶挑战赛——对抗肌萎缩性侧索硬化"活动（ALS Ice Bucket Challenge）。活动参与者都要用冰水冲洗身子，以便感受自己患上肌萎缩性侧索硬化的瞬间感觉。

不良遗传

$\smile$

精神分裂症的发展被认为是由若干因素共同引起的。一方面，确定的基因组合是必需的（然而现在科学家们普遍认为，这些基因不会引起无声的障碍，而是帮助其在"有利环境"下发展）；另一方面，外部环境，如疾病、压力、麻醉剂的使用（包括酒精）。通常这些因素会产生累积效果，大约 20 年。

有患有精神分裂症的亲属，并不像看上去那样可怕，甚至，即使父母双方都得了这种疾病，他们的孩子患病的风险也只有 40%。如果父母只有一个人患病，则孩子患病的可能更少，为 6%~10%。这个比例高于平均值（根据统计，大约 1%的人患有精神分裂症）。总体来说，这一疾病与遗传的直接关联性还是很低的。

写在开始的话

$\smile$

与其他精神疾病一样，一些科学家认为精神分裂症是进化的逻辑结果。英国精神分裂症学家蒂姆·克劳（Tim Crowe）提出了一个有趣的假设。按照他的理论，这一疾病和语言是同时出现的。由于基因突变，人获得了连贯的和有思维的语言能力。它导致脑半球不对称地分布不同的语言功能：右半球负责语义，左半球负责形态学和语法。克劳认为，正是由于脑半球的分工不同才出现了精神分裂症。最早患病的人在旧石器时代就已经出现了。应该指出的是，在脑左右半球不对称性下，科学家们了解的并不是根植在普通人认知中的原始分类，左半球负责逻辑，右半球负责创造。实际上两个半球都参与这些过程，只是它们参与的程度不同。

另一位科学家乔纳森·肯尼思·伯恩斯（Jonathan Kenneth Burns）认为，并不是语言的出现导致意识的分裂，而是一个人社会机能的发展导致的。在古生物学和灵长目动物比较研究过程中，有这样一种假设：社会认知和适应群体生活的需求，需要人类大脑皮层不同部位更多更复杂的相互作用（首先是额颞链和额叶链）。根据伯恩斯的说法，这种适应并没有什么副作用：古代人的大脑对环境的反应更脆弱。

受体不均衡

精神疾病发展的原因往往只有在治疗方法首次获得成功后才开始显现出来。今天众所周知的精神分裂症的理论（在大约6700 篇科学文献中提到过）是在不断尝试解释为什么某些药物——镇静剂——对病人有效的过程中形成的。由于这种类型的药物阻断了多巴胺受体，科学家们合理地解释了大脑中多巴胺过量产生的原因。时间证明，直接过量的神经介体仍然不会引起疾病，但是对于容易发生精神分裂症的人来说，一些多巴胺受体确实会让他们的行为看起来很奇怪。他们非常敏感，在某些特殊的状况下（比如，严重压力）即使没有相应的刺激，他们也会开始紧张。自己的抢跑反应开始发生了：受体还未真正收到激活的指令（因为必需的神经介质还没有解脱），但神经元的行为就像一场真正的多巴胺风暴。这主要发生在大脑的中枢系统中（它在人体机能中扮演着重要角色，让人情绪激动、形成记忆、学习、收获满足感、产生对奖励的需求）。同时，在前额叶皮层（正如我们所理解的，负责自我控制、计划、控制冲动性行为、批判性思维和其他有用的功能，让人们可以很好地评估情况并控制自己的行为）的多巴胺受体，相反，却严重缺乏。这可能是身体机能补偿反应的结果。这样，某些神经元的过度活跃性会导致一些症状（胡言乱语，脑海中的声音和其精神分裂症的其他有效特征）出现，而其他人的缄默反而是消极的（助长不适应）。显然，大脑中枢的补偿系统掉线了，并开始积极地鼓励自己思考的过程，不管它是什么目的或结果。结论的合理性不起任何作用，他们只是简单地沉浸在自己感兴趣的话题中。为了空想而空想会加剧，并逐渐导致人们陷入矛盾和幻想中。

另一种疑似与精神分裂症有关的神经介体是谷氨酸（或谷氨酰胺酸）。某些类型的谷氨酸受体（NMDA）参与了提供学习能力、行为灵活性和注意力集中的大脑过程。抑制它们活性的物质（酮胺或苯环己哌啶的麻醉剂）会导致健康人出现貌似精神分裂症的症状，加剧病人的病情。此外，目前与精神分裂症相关的大多数基因，都能够影响谷氨酸受体的运转，这也是支持精神分裂症的多巴胺理论的。

都不是我

⌣

2014 年，加拿大的一些科学家提出的对精神分裂症原因的独特假设有些不同：他们认为疾病的发生与运动神经复制有关。这种机能让我们对大脑发出的信号做出反应，让我们从身体的不同部位得到反馈，同时确保这些反应是发自我们自己内心的意愿。当我们挥手的时候，我们的大脑向四肢的神经纤维发送一个信号（开始运动），以及另一个信号（传出复制）到大脑的另一个区域，告知自己运动是从"内部"发起的，而不是受到外部因素的影响。如果没有建立运动神经复制，我们可以假设，有人在向我们招手。正是由于这种运动神经复制，我们不能让自己满足——意外的效果消失了。加拿大不列颠哥伦比亚大学的研究者马克·斯科特（Mark Scott）认为，这样的机能也导致"内心的声音"的出现：在交谈的过程中，与其说通过耳膜感受到语言的发音，不如说是语言复制在我们的头脑中。所有的内心独白都是语言自身的预报,任何时候都不会大声地说出来。

运动神经复制的问题可以解释精神分裂症的这些症状,如头脑中他人的想法和感觉,好像其他人控制了你的身体:如果大脑的一部分无法把自己的计划告知另外一部分,人们就会感觉自己的思想和行为是被外部强加的。

不良教养

有人认为,精神分裂症的出现是由某种心理影响引起的。弗洛伊德认为,胡言乱语和思想混乱等症状可能与人格退化到婴儿时期有关,当时自我(人格的一部分,负责自我意识和与周围世界的接触)尚未形成。在这种情况下,一个人感到迷失自我,并试图通过不同的补偿机能恢复对现实的控制,因此产生幻觉。然而,弗洛伊德并不是精神分裂症研究的热衷者,他坦率地承认他不大喜欢精神分裂症患者。他在一封信中承认:"我觉得他们离我和人类太遥远了。"

后来美籍德裔心理分析家弗里达·弗洛姆·赫尔曼(Frida Fromm Rihman)介绍了"精神分裂的神经递质母亲"的概念。她认为疾病的发展可能会导致父母养成一种特殊的教育方法,即对孩子的感受和愿望漠不关心。这种对自己孩子的态度的一个明显例子是电影《墙》（*The Wall*）里一家之主的单身母亲，这个电影由英国摇滚乐队平克·弗洛伊德（Pink Floyd）的创始人罗杰·沃特斯（Roger Waters）拍摄。女主人公把她最深的恐惧放在儿子身上，用令人窒息的关怀包围着他。

20 世纪 50 年代美国人类学家格雷戈里·贝特森（Gregory Bateson）提出了一个假设，即儿童发育障碍的先决条件可能是家庭经常使用所谓的双重信息。在对话过程中，我们同时在多个层面（非语言信号、语境、讽刺）进行交流，说话人总是不能区分他究竟想说什么，有意识地讲述了什么，他实际上传达了什么信息。因此，他的信息总是不能清晰明确地表达出来。

即使是一个健康的人，也不一定总能适应这种沟通模式（特别是同一个自我矛盾的对话者进行交谈）。据此精神分裂症患者出现了一个常见的问题，即他似乎缺乏理解语境的钥匙。贝特森认为，父母在交流中经常使用双重信息，这可能是孩子对缺乏逻辑的沟通一种适应的结果。比如，他们的话语非常温柔，但是却同时推开孩子；或者告诉孩子不能做的事，用非口头的方式告诉孩子，他被严厉地拒绝。这两种"说法"在效果上应该相同，但为了能够具有充分的影响，不让孩子认为父母的话是不合逻辑的，这样他就无论如何也无法确认到底是什么意思。如果这种情况经常发生，孩子的心理开始适应它。适应的策略之一可能就是像精神分裂症患者一样开始寻找所有潜在的含义。

然而，贝特森的理论基础是建立在心理治疗师的书面和口头报告、心理治疗访谈录音和精神分裂症患者父母的讲述的基础上。这个有趣的理论从未得到大规模研究的支持，目前它作为精神学家的一个观点，并不具备足够的说服力。

带着斧头的偏执狂：精神分裂症患者有多危险

澳大利亚威尔士王子医院的科学家进行了一项统计研究发现，精神分裂症患者在病情恶化阶段不会比其他社会成员更危险。但今天，多达三分之一的美国人认为精神分裂症患者有暴力倾向，同时民意调查显示，近50年持这种观点的受访者比例增加了2.5倍。围绕这种疾病形成的危险光环有两种原因。第一，所谓的"选择认知"具有很大的贡献。我们之所以能记住精神分裂症患者的暴力事件，是因为对我们来说这是一个完整的画面："他是一个疯子，一切都很清楚。"我们并没有意识到，"不正常人"的一次暴力行为对我们来说等于"正常人"100次的行为。这是人类心理的架构，我们更容易记住那些符合我们预期的事情。

第二，精神分裂症本身就会降低生活质量，以至于一个人跌落到犯罪可能性极大的社会最底层，健康的人有朋友、工作、家庭，可以有效防止犯罪行为。病人则有失去这个社会"缓冲地带"的危险。往往社会本身不允许患病的人恢复正常的生活，给他们加上了印记："这是个疯子，最好离他远一点。"

我们通常会害怕未知的和无法理解的事物，所以我们本能地努力让自己远离这些人。他们当中，外界观察者很少察觉的精神分裂症患者通常对周围来说是更加危险的（详见第 8 章）。除此之外，精神分裂症在大多数情况下是可以被治愈的，所以病人在急性发作时行为失范，但不是终生。

所有这些爵士乐

$\smile$

精神分裂症通常与创造力有关，但与双相情感障碍的情况不同的是（详见第 3 章），从统计学上看，这一联系并没有得到证实，尽管有探讨它们关系的许多尝试。《疯狂的含义》（*Meaning of Madness*）一书的作者，精神分裂症学家和哲学家尼尔·伯顿（Neil Burton）认为，这些现象之间可能只有间接的联系。比如，天才是精神分裂活性基因的携带者，或者在他们的生活中缺乏疾病发展所必需的环境因素，因此他们的非标准思维符合心理标准的范围。作为论据，科学家引用了杰出人士家庭中大量精神分裂症亲属的例子。他们当中有爱因斯坦的儿子，伯特兰·罗素（Bertrand Russell）的儿子，詹姆斯·乔伊斯（James Joyce）的女儿等。然而，对于诊断前很久就生活在这种疾病中的人是否已经患病的所有尝试仍然只是猜测。

但也许我们应该把精神分裂症归功于整个音乐方向的出现。谢菲尔德大学教授肖恩·斯宾塞（Sean Spence）2001 年提出了这一假设。在一次精神分裂症学会议上，他讲述了音乐家查尔斯·"巴迪"·博尔登（Charles "Buddy" Bolden）不寻常的故事，其中包括路易斯·阿姆斯特朗（Louis Armstrong）的旋律。博尔登和他的乐队在新奥尔良非常受欢迎，直到 1907 年他住进了精神分裂症院，在那里一直生活到去世。由于生病，博尔登无法正常阅读乐谱，因此他只能凭借记忆演奏旋律。正是这样他在拉格泰姆音乐中添加了即兴创作的元素，根据斯宾塞的说法，这开启了拉格泰姆音乐向爵士乐流派转换的过程。

诊断并不是判决

医生习惯上将精神分裂症认定为令人沮丧的预测，但实际上这种预测会让事情变得更糟。长期研究（长达 40 年）表明，实际情况比看起来要好得多。首先，多达一半的患者病情完全不会加剧，或者他们偶尔因发作而痛苦，随后就恢复了正常生活。其次，即便是那些无法完全摆脱症状的人，也可以让自己适应新的环境，并按照他们的计划继续生活——组建家庭、安置工作等。诺贝尔经济学奖获得者约翰·纳什（John Nash）逐渐学会了适应自己的疾病症状。特别是他教会自己分辨与现实不同的"脑海中的声音"，不让自己听从它们。著名的改编电影《美丽心灵》（*A Beautiful Mind*）曲解了事实：实际上，这位科学家只听到了声音，看不到不存在的人，但是电影中的声音幻觉并不像真实可见的那样令人印象深刻。他还努力地进行社交。例如，经常出现在普林斯顿与学生们进行了交谈。纳什的情况是罕见的，这位科学家在某个时间其实停止了服药。这部电影的拍摄者故意扭曲了这种传记的细节（按照他们的说法，新的药剂对数学有益）他们想普及有关精神分裂症的信息，并展示药物治疗的重要性。可以理解的是，毕竟纳什有一个非凡的人格，而且，数学天才有意识的努力完全能够与自愈性的缓解叠合。在普通患者中的研究表明，该疾病的不利结果通常与试图忽视医生的建议（特别是停止服用药物）或缺乏正常治疗有关。因此，传播仅仅通过自身意志来治愈的想法确实不是好莱坞的最佳解决方案。

另一个治愈成功精神分裂症的例子是南加利福尼亚大学古尔德法学院的法律、心理学和精神分裂症学教授艾琳·萨克斯（Elyn Saks）。她令人印象深刻的职业生涯很大程度上是缓解了她的精神分裂症。在一次采访中，她讲述，正是因为工作帮助她避免病情加剧："在我看来，脑力负荷让我的思想总是保持一种有序的状态。很明显，当我晚上休息时，我的感觉比较糟糕。工作当然不能消除我的症状，但它可以把它们推到后台系统，在那里它们几乎是不被察觉的。"萨克斯写了四本关于自已病情的书，最后一本《心不在焉——记录我的精神分裂症》（*The Center Cannot Hold: My Journey Through Madness*）获得了多个著名奖项，包括被《时代》（*Time*）杂志评为"年度十大非幻想小说类作品之一"。

通常情况下，疾病可以在第一次发作后前三年内进行预防。快速恢复、良好的治疗反应以及恢复正常生活通常意味着患者有更多的机会可以有价值地生存。精神分裂症，像许多其他精神疾病一样，好像在患者的思维中"开辟道路"，它越深入，对人们行为的影响就越大。因此，治疗中最重要的因素是尽快缓解它的发作，理想的做法是预防发作。

从疟疾到安定剂

全世界医生都是使用安定剂（抗精神失常药）治疗精神分裂症，像几乎所有用于精神疾病的药物一样，它们是被偶然发现的。在它们出现之前（直到 1950 年），医生只使用激进的治疗方法：胰岛素昏迷治疗、脑叶切除术、人为地将体温升高至 41 ℃，有时甚至让患者感染疟疾。这些方法对患者来说虽然是令人发怵的，也让周围的人感到震惊，但按照当时的标准被认为是有效的。1927 年朱利叶斯·瓦格纳-豪雷格（Julius Wagner-Jauregg）甚至因发明疟疾疗法而获得诺贝尔奖。1951

年，法国外科医生亨利·拉博里（Henri Laborit）在麻醉剂之前研究了一种先进的松弛剂——氯丙嗪。他对这种药物降低温度的功效很感兴趣，他建议医院的同事使用氯丙嗪作为精神分裂症患者的镇静剂。当时常规做法就是将患者置于冷水中以抑制兴奋。拉博里认为，使用药物方法降温会更有效，结果超出了所有人的预期，患者在注射后立即平静下来。拉博里和他的同事决定继续进行研究，经过 20 天的治疗，患者恢复了正常生活。此后 4 年已经有超过 19 个国家开始在临床实践中积极使用氯丙嗪。在精神科医生的储备库中，首次使用更人性化的方法来对抗精神分裂症。氯丙嗪会产生副作用，从阳痿到帕金森病，但与切除部分大脑或陷入昏迷相比，不管怎样这都是一个很大的进步。

科学家很快意识到，神奇的治疗结果无论如何都与冷却身体无关。第一种精神安定药的发现促进了对于大脑的研究，到 20 世纪 50 年代末，已经发现了 6 种主要的神经递质，其中包括多巴胺和血清素。瑞典哥德堡科学家阿尔维德·卡尔松（Arvid Carlsson）研究了抗精神分裂症药物对小白鼠的作用，发现这些物质会阻断动物大脑中的多巴胺受体。1975 年他发表了一篇论文，其中指明这与抗精神分裂症药物的治疗作用有关，相应地，精神分裂症是由过量的多巴胺引起的。这个理论经过了若干次修订，现在在医学界占据主导地位。

然而，事实上一切看起来更复杂了。最初的方式——阻断所有的多巴胺受体——看起来虽然是有效的，但往往对患者来说非常痛苦。他们经常会出现静坐恐怖（无法长期保持静止状态），有时过度镇静，头痛，震颤，焦虑，往往发展成抑郁症。因此，制药公司继续寻找不会产生明显副作用的治疗精神分裂症的药物。新的解决方案是使用氯氮平，第一种非典型的抗精神分裂症药。这组药物的名字取自经典抗精神分裂症药的非典型"轻微"作用。平均而言，患者对它们的耐受性要好很多，因此也成为治疗精神分裂症的黄金标准。

有趣的是，氯氮平的试验始于 1972 年，但它的副作用被称作"虽然少，但致命"。由此导致免疫力下降，部分患者死亡。该公司于 1975 年自行停止了试验。但在 20 世纪 90 年代，又重新回到氯氮平上。医生们认为，尽管存在破坏代谢的风险，也不应该放弃这种药物。总之，它具有抗精神分裂症独特的效果，使用益处远远大于风险。随着多巴胺理论的发展，抗精神分裂症药物的作用对科学家来说变得更加清晰。事实证明，在超敏受体长期（超过几周）受阻的情况下，药物迫使它们重新调整，因此，他们最终会变得更加稳定，抵抗意外激活。非典型抗精神药的更"温和"的效果与其靶向作用有关。它们选择性地阻断大脑多巴胺敏感区域的受体，而不影响多巴胺的空白区域。

结语

- 精神分裂症和双重人格是两种不同的疾病。

- 精神分裂症不仅仅是幻觉和相信阴谋论。存在很多症状，其中也包括消极的（正常的精神功能衰退）：人们逐渐封闭自己、对周围的人变得冷淡、很难适应这个社会。

- 精神分裂症是由几个因素的结合引起的，遗传、生理、心理等。不良遗传并不是决定性因素：如果你的父母当中有一人患有精神分裂症，你生病的概率不会超过 10%。

- 大多数精神分裂症患者就医接受治疗，只是在病情加剧时才进入精神分裂症院。精神分裂症并不一定会毁掉一个人的事业或生活。并且，患者的病情只能恶化是一个无稽之谈，一些患者是可以自发治愈的。

- 有一种理论认为，精神分裂症是进化过程中我们获得的一些品质——连贯的语言能力或社会认知的能力的副作用。

- 最流行的精神分裂神经语言学理论指出，疾病是由大脑不同部位多巴胺受体运作不协调引起的。正因为如此，一个人有很强的动力去专注于理想，但是自我控制和对现实的批判能力却减弱了。

- 精神分裂症和创造力之间的联系尚未得到证实，但是也许正是因为这种疾病才出现了爵士乐。

第 8 章

模仿游戏：

什么是反社会人格障碍

瓦莱拉总是认为学校里的道德课是最奇怪的。他们学习了一些他很快就凭自己的经验认为完全不需要遵守的规则，这些规则更多的是经常阻止你得到自己想要的。例如，你想从二年级学生那里夺走一个甜面包。但是所有人都要遵守它们，好像它们非常重要。刚开始瓦莱拉很困惑，但是老师对他的合理问题做出了奇怪的反应，比如"为什么不能对那些不能给我任何帮助的人无礼？"他意识到，假装所有这些对他来说都是非常重要的，同时记住其他人遵循的规则，以便在发生这种情况时使用这些知识，这对他来说更有益。显然，描述孩子犯错误的情形，或者给同学施加压力强迫他们分享，这些都可以减轻老师或者家长的愤怒。这样生活变得更简单、更愉快，尽管瓦莱拉仍然感觉与他们有点不同。他们的生活充满了激情，至少他们确信这一点。瓦莱拉的情绪范围要小得多：要么冷漠，要么喜悦（例如，当他设法吓唬烦人的女孩时），要么愤怒（当事情的进展不是他想的那样）。但是他什么都不怕，其他孩子却越来越害怕他。

当他做一些大多数人认为不道德的事情时，瓦莱拉不知为何总是会想起那些道德课。正如现在，他写完了检讨书（这个月的第三次），他又想起了它们。然而，有什么分别呢，他很早就从学校毕业了，诱人的前景正在前方闪耀。明天他的检讨书就会到总经理的办公桌上，下周他的领导一定会被解雇。瓦莱拉可以代行权力，也就意味着，最终他会成为一名享有充分权力的领导。他总是能够胜任自己的工作（更确切地说，他总是可以表现出他能够胜任的样子）。正因如此，28 岁时，他升任一家大型冶金控股公司的部门领导（一周后他已经是第一副总经理）。应该尽量不让自己的领导知道是谁的谗言文章让他被解雇了。瓦莱拉想管领导借钱买一辆新车。他喜欢以 200 的时速赛车，所以他很早就梦想把自己的简陋轿车换成运动型的。丹尼斯认为，他和瓦莱拉是好朋友（因为他们之间没有秘密，这些随后都被他写在了报告里），他很爽快地借给瓦莱拉几十万卢布 ①。瓦莱拉完全不知道他如何还钱，但是他根本不在乎。在极端情况下，他可以对丹尼斯置之不理，特别是没有写借据的话。和丹尼斯在一起有时很有趣，但是这段友谊，和他与其他任何人一样，瓦莱拉并不珍惜。然后他坚信这是正常的，他不能理解那些为了相互关系而牺牲自己利益的人。

更主要的是不能像 9 年前那样。瓦莱拉不想回想起那件事，当时他还是个半大孩子，做事根本不考虑任何后果。这个小伙子从超市拿走了他最喜欢的东西，假装自己是超市的一名员工。好在这个超市经常有年轻人工作。这个冒险行为很快就暴露了，瓦莱拉不得不站在了被告席。他设法逃脱了缓刑，并在 5 年后（由于他和司法部的一个女同事有私情）将自己黑暗的过去抹得

---

① 据 2023 年的国际汇率，1 卢布 =0.0875 元人民币。——编者注

一干二净。从那以后，瓦莱拉意识到，自己应该更小心，因为其他人远没有他想的那么愚蠢。然而，如果你说的是他们想听的话，他们的行动是可以预料的，而且可以麻痹他们的警惕性。

审判结束后，在父母的坚持下，瓦莱拉去看了精神病医生，医生诊断他患有"反社会人格障碍"。但这个诊断信息对他没有用，这并不能阻止那些不得不与他打交道的人去了解他是什么样的人，以及能够对他期待什么。

反社会障碍主要的特征是：对社会规则的轻视、对周围人的感情漠不关心、对自己的行为不负责任。这种症状经常会导致犯罪，被诊断患有这种疾病的人占监狱中所有囚犯的 20%。但是，与许多其他疾病一样，可能由于有一系列的情况，警方和精神病医生很少注意到患有反社会障碍的人。一些人有一些反社会特征，但是能够被成功抵消或者掩饰；另一些人在现行法律的范围内自我表现，还有一些人进入允许甚至鼓励进攻性的领域（比如，服兵役或狱警）。有些人在社会上获得了很高的地位，尽管存在精神障碍的"副作用"，但这一疾病具有的冷静、冒险精神和主导意识能够给他们带来成就。无论如何，所有这些人都有一个非常独特的意识：什么可以做、什么不能做，这些都"缝合"在大脑功能皮层内。遗憾的是，这些行为实际上无法纠正。这种疾病给社会带来的不适，要比给患者自己带来的更多，他们甚至不知道自己是这样子的。

这些人通常被称为精神病患者或反社会者，但这些都是非正式的术语，不管是在《国际疾病分类》，还是在《精神疾病诊断和统计指南》中都没有提及。这些概念经常被当作反社会障碍的同义词，尽管在这里有着细微差别和不同的解读，下面我们会讲述。直到现在，俄罗斯许多医生仍然将人格障碍称为精神病患者，这是基于1933年研究的已经过时的分类。但是为了不混淆感念，我们不打算使用这个定义。

心理变态还是精神病

〜

在日常生活中，我们非常随意地使用精神病学术语，很容易将"精神病患者"一词与"精神病"和"发疯"联系起来。这可能给人的印象是，精神病患者是一个容易激动，精神不稳定的人。为了避免混淆，需要稍微澄清一下概念。

精神病是一种严重的精神活动障碍，导致一个人与现实失去联系。它可以引起情绪激动、幻觉、妄想和各种行为障碍，有时甚至是攻击性的。精神病本身不是一种疾病，只是不同疾病（如精神分裂症或双相情感障碍）的表现。这种状态是暂时的，可以通过服用药物来缓解，它并不是人性的一部分。在精神病状态下做了坏事的病人被认为是无责任能力的。精神病的经典案例是尼科尔森在电影《光辉》中的角色。在电影的开头，他是一个完全能适应社会生活的人（虽然不是很讨人喜欢），但在接近尾声时，他在一个虚构的酒吧里和死人一起酗酒，然后用斧头砍死了他的妻子。

如果说精神变态是一种症状，那么精神病已经是一种不治之症。精神病患者一生都是这样。从某种程度上来说，他的世界观是扭曲的，但他不能被认为是传统意义上的病人。在压力下他会表现出忍耐和冷静，他总能意识到自己在做什么，即便他冲动行事。这样的人，一旦犯罪，在法庭上被认为是毫无责任能力的。电影《失踪》中的艾米·邓恩（Amy Dunn）与丈夫和睦相处了 1 年，在他们结婚 5 周年时她为他准备了一个陷阱。她做这些事是非常理智和有计划的：编制了必要工作的清单，并在操持家务休息时逐个划掉。她的行为没有引起丈夫或邻居的怀疑，尽管夫妻之间这样解决问题的办法实在很难称为正常。

当然，我们现在提出的是破坏性行为的一个极端例子，只是因为在极端的例子中更容易体现"风格"的差异。不必依据这些对所有的病人做出判断。患有精神病的人可以认为宜家的衣柜是通往纳尼亚的大门，但是这种状态下患者可以保持安静，不表现出攻击性，而患有反社会障碍的人可能一生都是守法的公民，从不攻击任何人。

"精神错乱"

精神疾病治疗的戏剧性变化与法国大革命惊人地相似。

1792 年，心地善良的精神病学家菲利普·皮内尔（Philip Pinel）成为比塞特精神病院的医生，让精神病患者在真正意义上解除了镣铐的束缚。此前，他们都戴着镣铐被锁在像监狱一样的地方。病人频繁地开始痊愈，而皮内尔在观察被监护的人时，注意到了精神障碍中一个有意思的现象——躁狂症。这样的病人保持清醒的意识以及对周围世界的充分感知，但是对暴力或者不道德的行为有着不可抗拒的渴望。一个患有这种疾病的人可以毫无拘束地与你进行交谈，最后可能拿刀猛捅你。

19 世纪的精神病学家继续研究这个问题，并逐渐明白这种"没有疯狂的疯狂"的根源在于人格结构，因此很难治疗。"精神病"这个词最早出现在 1888 年，它开始意味着现在精神病医生所说的人格障碍是一种顽固的病理学疾病，它是一个人的性格所在，涉及他生活的各个环境，导致其产生社会不适应性。这是无效世界观的深度扭曲，有时破坏性思维模式和行为方式被认为是标准，因为人们从幼时就已经习惯了它们。与先天适应障碍的观念并行的是犯罪学家的观念——这远不能用教养不好、社会混乱以及立法不完善来解释。并不是所有的犯罪都可以用糟糕的教育、社会混乱和立法不完善来解释。存在一种假设，坏人一开始是建立在心理学和生理学的水平上，不像好人，在某种意义上是一个独立的类型。意大利犯罪学家切萨雷尔·龙勃罗梭（Cesare Lambroso）在 19 世纪 70 年代写道："突然，在一个阴郁的 12 月的一天早上，我发现一个囚犯的头骨上有一系列的反常现象，类似于低等脊椎动物所有的。看到这些奇怪的反常现象，仿佛一道明亮的光照亮了黑暗的平地，直到地平线的尽头。我意识到，我已经解开了罪犯的本质和起源问题。"龙勃罗梭在精神学和表型之间的相似性方面做了很多的分析，他建议按照体型和面部特征来识别罪犯［1913 年，英国犯罪学家查尔斯·戈林（Charles Goring）验证了这个假设］，通过对学生、士兵和教师等不同犯罪人员的身体特征进行对比，并没有发现他们之间的任何区别。但是多年后，神经语言学家确认，反社会行为倾向与大脑构造特征有关。

1941 年美国精神学家赫尔维·克莱克利（Hervey Cleckley）在《理智的面具》（*The Mask of Sanity*）一书中首次描述了现代观念中精神病的典型形象：没有情感、不负责任、不道德，但是作为个体能够很好地适应社会。按照克莱克利的说法，精神病患者不仅是那些患有人格障碍的人，还有他们独特的对周围人危险的行为类型。在 15 个真实案例中，克莱克利试图搞明白这些人的内心世界是如何建构的。他得出结论，神经病理学是人格障碍的基础，它剥夺了人们体验深刻的、真实的情感。精神病患者通过学习，完美地模仿正常行为来弥补这一缺陷，但情绪色盲（没有感情）使他们无法真正与周围的人建立联系。自私和冲动，加之几乎没有恐惧、羞耻和悔恨，往往会促使这些人做出反社会行为，此时他们看起来是无害的，很少引起他人的怀疑。

绘声绘色的描述缺乏灵魂的人，说他们与善良的公民难以区分，这会让社会不安。因为克莱克利虽列出了辨别精神病患者的标准清单，但没有提出治疗方案，没有得出结论，在精神病学发展的现阶段，对这种疾病是无能为力的。在某种意义上来说，精神病学家抓住了时代思潮。这项研究的发表正值第二次世界大战爆发期间，希特勒至今仍是历史人物中最著名的假想精神病患者。

尽管很多人对精神病学感兴趣，但直到 20 世纪末对其仍没有统一的定义和正式的标准。直到 1980 年得到了突破，即《精神疾病诊断与统计手册》中出现了"反社会人格障碍"。加拿大心理学家罗伯特·赫尔（Robert Hare）编制了"精神病测试"，并获得了全世界的认可。随着时间的推移，这两种描述都发生了变化，但赫尔的诊断标准仍然与《精神疾病诊断与统计手册》标准不一致，这引发了科学家们的持续争议。

精神病测试

根据不同的评价，反社会者占人口的 1%~4%（其中男性更多）。这个数量主要取决于精神病学家使用什么样的工具。在《国际疾病分类》和《精神疾病诊断与统计手册》中，"角色分配"并不那么严格，两本手册中患者的肖像大致如下："富有攻击性、冷酷无情、不负责任、无视社会规则。他们经常撒谎、很容易为自己辩解、把责任推到别人身上、性情冲动、倾向于冒险行为、做事不会预见后果、完全意识不到错误。"

不讨喜的人，但仅仅如此吗？这种描述与其说是一个粗鲁和倒霉的银行抢劫者，倒不如说是像汉尼拔·莱克托（Hannibal Lecter）这样真正的邪恶人物。但电影编剧和作家很少参照这些手册，他们更喜欢（除了自己的幻想）使用赫尔调查问卷中的描述。

赫尔继承了他的前辈克莱克利的工作，在精神病妖魔化方面扮演了重要的角色。他普及了"猛兽在我们中间"的观点：有那么一些人，完全丧失了自己的情感，但是却可以完美地模仿其他人。他们魅力四射、冷酷无情、迷恋权力。他们不仅存在于连环杀手中，而且也存在于公司高管中。公开对抗他们，既复杂又危险，但我们可以学会识别他们，避免与之建立联系。为此有了所谓的精神病——测试。赫尔提出了 20 个识别精神障碍的标准。每符合一个特定标准，接受测试者将获得 3 分，得分超过 30 分的人可能被认为是一个明显的精神病患者。

清单如下：

——阿谀奉承、表面上很有魅力

——高估自己的能力

——需要持续刺激

——病态的谎言

——操控感

——毫无犯错感

——少有激情

——寄生虫的生活方式

——失去行为自控力

——混乱的性行为

——行为早熟

——缺少长期的生活目标

——冲动

——毫无责任感

——拒绝承担责任

——短暂联络频繁

——少年犯罪

——拒绝履行职责

——冷酷，缺乏同情心

——较大的犯罪潜力

当然，测试结果必须由精神病医生根据个人访谈和对受试者社交背景的了解进行评估，我们（以及测试的作者）不建议你对自己熟识的人进行任何诊断。关于自我诊断，赫尔在《没有良心——精神病的恐怖世界》一书中告诉读者：如果你考虑过接受测试，你肯定不是精神病患者，因为这样的反应不是他们所有的。

如果将赫尔的调查问卷与《国际疾病分类》和《精神疾病诊断与统计手册》进行对比，可以看出，精神病患者几乎具备所有的反人类品质，但并不是每一个反社会者都会是精神病患者（根据英国国家心理健康中心的数据，只有 10% 的反社会者能够在"精神病——测试"中获得高分）。这些标准，如魅力、操控性和冷血的倾向性（天赋）是精神病患者的典型特征。除此之外，《国际疾病分类》和《精神疾病诊断与统计手册》中的描述更多地反映了一个人在社会中的行为，而赫尔则强调了一个人的内在品质及其潜力。

在 20 世纪 90 年代出现了另外一种诊断工具，它也专注于识别人格的深层特征，即 PPI（Psychopathic Personality Inventory，精神病人格的性格清单）。这个文件一共有 187 个问题，研究了 8 项独立的参数，不仅包括常见的反社会症状，还有克莱克利和赫尔列举的精神病的特征。PPI 得分相同的人却能展现出不同的症状模式：一些人会表现出更加大无畏和对权力的渴望，而另一些人则表现出冲动和不负责任。因此，它可以将两种不同的方式归纳为一类。但正如我们所说，即使是精神科医生也不总是能够区分这些细微差别。在未来，我们将更加关注精神病的特征，因为拥有这些特征的人"非正常"的表现并不是一成不变的，但是他们的特征对周围人们的生活有着极大的影响。

存在与虚无

反社会者对社会规则固有的漠视并不是凭空产生的，而是源于一系列其他人格特征。首先，这是一个非常有限的情感范围。南希·麦克·威廉姆斯（Nancy Mc Williams）是一位美国精神分析学家，也是一本关于人格结构诊断的教科书作者，他认为精神病患者只能体会两种真正强烈的感觉：发狂的快乐和仇恨。其他所有的情感，就像水面上的涟漪，轻轻地漂来又漂走，不会真正让人触动。赫尔和他的同事的神经语言学研究发现，精神病患者无法理解情绪渲染的语言背后是什么感觉。这些语言包含更多的信息，因此我们的大脑对它们的反应比中性概念更积极。但脑电扫描器显示，对于精神病患者来说，"强奸"和"甜甜圈"这两个词语之间没有区别。

这些人无法产生强烈的依恋，体会深刻的感情，建立可靠的关系。在某种程度上，周围的人们对他们来说都是没有生命的物体，他们可以按照自己的想法对待。因此，精神病患者很难适应社会生活，他们没有普通人的内心界限。他们也不会考虑让其他人感觉到舒服，也不会感到内疚和良心的谴责。更重要的是，他们中的大多数认为其他人对待世界的看法大抵相同，但是要"剥夺自我"，那就过于软弱和愚蠢，所以他们没有什么需要客气对待的。因此，这些人最容易理解的社会互动方式就是竞争、操纵和控制。

通常他们也会建立友谊和家庭，这样做，要么是因为对他们有利，要么是因为"这是必须"（拥有朋友和家人可以提高在周围人眼中的地位）。有时，精神病患者会经历依恋、迷恋，甚至是他们认为的爱情，但通常这只是出于他们的占有欲。他们将爱的对象视为重要的人为产物，拥有它会提升一个人在自己眼中的地位，尤其是如果他不会违拗自己的"主人"。被诊断的反社会者杰西卡·凯利（Jessica Kelly）在接受《异视异色》（*VICE*）杂志采访时说"这不包括激情，但是如果你的伴侣离开你，你会觉得很遗憾"。"反社会者的爱情，是一种毁灭一切的、消费性的爱情。当我爱一个人的时候，我非常想呼吸够他的气息，从字面意义来说，吸吮他的灵魂"，一位被诊断为反社会者的女性在 Sociopath World 专业论坛上直言不讳。在同一论坛上的反社会者们强调，在这种关系上他们有自己的优势。他们不会让自己的伴侣理想化，他们即便看到了对方的所有缺点，仍愿意留在他们身边。

然而，这往往是短暂的，如果伴侣停止满足他们的需求或者开始厌烦他们，许多反社会者会打破这种感情所剩无几的关系。此外，他们经常对自己的亲人，甚至对孩子也无法体会到温情。有些情况下，精神病患者不会为家庭成员的死亡而伤心，但会为死去的狗而开枪自杀。因为狗对主人是无限忠诚的，它可以被视作他们的所有物。

情感扫描仪

虽然精神病患者不善于同情，但他们能很好地理解周围人的情绪。他们经常被称为带有某种特殊雷达的人：他们能够非常准确地感知交谈者的所思所想，并很好地猜中其弱点。然而，这种天赋没有什么可神秘的，这是一种职业占卜师所使用的类似冷读术。

假如一个新客人走进了帐篷，占卜师会怎么做？首先，她会仔细观察他，注意他的所有的细节：发型、面部表情、肢体语言、配饰，等等，并得出初步结论。其次，尝试使用实际上可以适用于任何人的各种各样和统计性的证明"暗号"。我们所有人都是自恋的，我们都时不时怀疑自己，担心被他人拒绝，我们都关心自己在别人眼中是否有吸引力。即使你同陌生人谈话，也会注意到这些。最后，占卜师不断地调整自己的观察，抛出话题，并从人们对无关紧要的问题的反应中得出结论。最终，如果我们面对的是一个真正的专业人士，人们会给予占卜师更多的信息，比他自己想象得要多。精神病患者使用了相似的方法来接近人们并影响他们。他们努力提前进行沟通，在交流过程中改变策略，不理会所犯的错误：如果一条线索不起作用，另一条线索就会起作用。他们能够注意到细枝末节，因为他们不会因为自己的情绪转移注意力。

这些人在肢体语言识别方面的天赋特别让人印象深刻。2009 年加拿大心理学家安吉拉·布克（Angela Buk）和同事们进行了一个有趣的实验。研究人员按照精神变态等级对 47 名男学生进行了考察，之后把他们分成高、低指数两组。然后，她组织了一个 12 人的小组，要求他们填写问卷调查"你曾经是攻击的受害者吗？"和"如果是，有多少次？"事先在前往问卷调查室的路上，在不知情的情况下这些受访者被摄像机拍摄到。布克向 47 名受试者展示了录像，并让他们通过走路的步态猜测这 12 人中的每一个人有多脆弱。结果完全符合心理学家的假设，精神等级等分更高的学生能够更好地计算出潜在的受害者。反社会者从小就研究周围人的表情、语调、举止、气质、个人弱点、对他人行为的反应。他们对别人的动机不抱幻想，这区别于普通人，经常把自己的经历和世界观归咎于其他人。因此，精神病患者中会出现非常细心和客观的观察者。他们经常分析性地认知感情和世界。如果感受不到情绪，精神病患者也可以很好地模仿他们的表现，他们可以在镜子前演练一个令人放松的微笑或者是感到失落的面部表情。

勇敢者的疯狂

对于深受自己情感伤害的人（比如说，因为不幸的爱情），精神病患者的"无法攻破"似乎是一种超级力量。一个胆小爱盲从的人会嫉妒他们把自己的欲望凌驾于一切法律之上，制定自己的游戏规则的能力。特别是社会在一定程度上重视这些品质：坚毅、冷静和实现目标的能力。我们可以感到，精神病患者生活在一个充满无限可能的世界里，但是这种自由也有它的另一面。"精神病患者坚信，他不应该抗议任何一个小团体、一个特定的社会机构或者意识形态，但是他反对整个人类生活"。克莱克利写道，"他在她身上找不到任何有深刻的意义或者持续刺激的根源。他只在她身上看到一些微不足道令人愉快的事，一系列可怕的、重复的麻烦和无聊"。

根据临床心理学家赫伯特·奎伊（Herbert Quay）的说法，持续的空虚和无聊与自主神经系统中的漏洞有关。精神病患者对于兴奋的临界值更高，相应地，他们需要更强烈的刺激才能感到满意。换言之，如果一个普通人坐过山车可以让他的心灵感到愉悦的话，那么精神病患者必须偷一辆车方能获得类似的感觉。因此，反社会者追求破坏规则不仅仅是出于对周围人的感情和兴趣的冷漠，这差不多是他的生理需要。2014 年英国犯罪学和精神病学教授阿德里安·雷恩（Adrian Rhine）在中国香港进行了一项有趣的研究。他发现，在平静状态下心跳速度低于平均水平的学生，攻击性明显较高。换句话说，这些人需要更大的压力方能激活他们所习惯的情绪。雷恩自 1977 年一直在研究这个问题。类似的研究并不是第一次进行，每一次反社会行为和童年时心率较低之间的相互关系都得到了证实。我们可以用电影《肾上腺素》（*Adrenaline*）来类比：主角切夫·切利奥斯（Chev Chelios）为了让他的身体机能能够抵御敌人给他注射的毒药，不得不持续维持高水平的肾上腺素。因此，切利奥斯在自己周围人为地制造紧张状况，做出挑衅行为——从偷警察的摩托车到当众发生性行为。因为精神病患者必须让自己的生活比普通人更充实，所以他经常冒险。此外，他整体自控力很差。正如我们所记得的，前额叶皮层负责计划、预测后果以及抑制社会不可接受的行为。对于精神病患者来说，前额叶皮层减少，功能与其他人不同。更多的是，掌握自控力的机能不能提高他们的自我评价。与大多数人不同的是，如果他们成功地避免了破坏行为，他们不会觉得自己更强大或更聪明。不会考虑过去的经验也会导致他们缺乏谨慎。精神病患者的脑边缘系统对正面教育反馈较差，总之，他们感觉不到不良行为和消极强化之间的联系，或者换句话说，他们在持续进攻同一个靶子。早在20世纪60年代，赫尔的实验就证实这一点，参加这个实验的犯罪嫌疑人不仅有精神病患者，还有普通人。赫尔告诉他们，他将从10开始倒数，当数到1时，他们将受到非常痛苦的电击。普通人感觉到恐惧，他们的脑电图、血压指数和皮肤外层反应都证明了这一点。但精神病患者没有发生任何相似的情况。此外，当他们受到一次电击，再次倒数时，他们已经明白这会有多痛苦，但他们完全保持冷静。这与他们大脑的功能障碍有关：在神经学上与恐惧反应相关联的扁桃体某部位，他们该部位运作的积极性远低于正常人。

这并不意味着反社会者完全没有学习能力，他们对消极强化没有反应，但是对积极强化非常敏感。雷恩对比了非精神病患者和精神病患者如何完成简单的学习任务。结果发现，如果用电击惩罚错误，前者学习的速度比后者快得多。但是，如果成功带来了物质奖励或有助于避免打击，反社会障碍受试者的表现比普通受试者要好得多。而且，当反社会者有奖励的期待时，他们如此专注于目标，以至于忘记了剩下的一切，这也归功于他们的无所畏惧精神。这个联系是因为精神病患者拥有更敏感的奖励系统，他们能比正常人分泌更多的多巴胺来回应正面刺激因素。这意味着他们比我们大多数人更有动力去实现他们想要实现的目标。

福尔摩斯的诊断

"我不是精神病患者，而是一个高度活跃的反社会者。请使用专业术语。"福尔摩斯在英国广播电台（BBC）著名电视系列剧中愤怒地说。好在一个天才侦探没有自我认同的问题，但是专业的诊断师能够和电影编剧进行争论。

一些专家有精神病和反社会倾向，但不像福尔摩斯那样。反社会者被认为是更冲动和更原始的反社会人格（《国际疾病分类》和《精神疾病诊断与统计手册》中描述的那些）。精神病患者更冷静和更会算计，能够融入社会，甚至获得成功。也有人认为，精神病是先天的人格特征，反社会人格是外部影响所得，例如颅脑损伤或不幸的家庭状况。

从这个角度来看，福尔摩斯其实更接近精神病患者。他们兄弟在一个充满爱的家庭中长大，有相似的性格特征（冷淡、狂热、深思熟虑、善于操控），这可以作为对遗传学"成功"的解释论据。他们事业很成功，受到极大尊重，尽管并非所有人都认可他们实现目标的方式。但是正如美国著名心理学家玛丽亚·康尼科娃（Maria Konnikova）所说，事实上，福尔摩斯并不符合任何一个诊断手册的标准。是的，他冷漠，公然无视形式主义的规则，但他有相当明确的道德准则，尽管看上去似乎冷酷无情，但他能够建立深厚而真挚的友谊，这一点不像精神病患者。

与生俱来，还是后天培养

进行精神病患者和反社会者差异区分的科学家们认为，前者应是与生俱来的，后者的家庭和环境都非常不幸。不进行差异区分的专家们更倾向于：生物学是罪魁祸首，而环境只能影响天生品质能如何表现。

长期研究表明，与精神病相关的人格特征在很长时间内是固定不变的。如果反社会障碍的症状从童年时期就开始表现，那么大概率他们会持续到成年。这些特征是可以遗传的，具有 100% 相同基因的同卵双胞胎在心理特征上的一致，远远大于具有 50% 相同基因的异卵双胞胎。2002 年的一项研究发现，控制单胺氧化酶 A（这种酶的低水平与攻击性行为有关）合成的基因有一定变异的男性，如果他们在童年时受到虐待，大概率在成年后表现出精神病行为。伦敦国王学院精神病学研究所的奥沙洛姆·卡斯皮（Aushalom Kaspie）和特里·莫菲托（Terry Moffitt）的另一项研究表明，没有这种基因变异（相应地，他们的身体机能里能产生更多的控制单胺氧化酶 A）的男性，即便童年不幸，也很少表现出暴力倾向。因此，这两种观点的拥护者都是正确的。环境和教育都很重要，但是存在一定的生物学因素。

这是治疗吗

目前大多数精神病医生都认为反社会障碍，特别是精神病，是无法治愈的。发明一种有效的药物用来提高情绪感染力和移情能力的尝试，至今没有成功。心理疗法并不经常会带来缓解并且患者没有能力分析自己的经历，很难信任并认可治疗医生的权威。这类病人经常试图激怒或操控医生。

要使心理治疗发挥作用，患者必须愿意改变，但是精神病患者不认为他们有什么问题，而且 1991 年对被关进禁闭室的反社会者进行经典心理治疗的实验失败了。犯罪嫌疑人不仅没有走上改过自新的道路，他们的犯罪率反而高于那些根本没有接受过治疗的人。大概是心理治疗师为精神病患者提供了关于人性弱点的新信息，后者毫不犹豫地利用它来更好地操纵周围的人。

也许不应该将更多的努力放在治疗上，而应致力于让反社会者适应社会生活。在加拿大政府的要求下，赫尔为患有精神病的犯罪嫌疑人制订了专门的治疗方案。它的本质在于，不试图在情感上打动这些人，而是理性地向他们解释破坏行为不符合他们的利益，并告知他们如何能够在不与社会发生冲突的情况下满足他们的需求。

给心理变态者的话

尽管如此，在已知案例中，一些被诊断患有反社会障碍的人，特别是精神病患者，对自己的状况非常感兴趣。2005 年神经科学家詹姆斯·法伦（James Fallon）研究了犯罪嫌疑人的脑部 CT，希望能够揭露与精神病有关的大脑构造特征。凑巧桌子上还放着他自己及家人的脑部 CT 图，这是为了研究阿尔茨海默病。这位科学家拿了其中一张照片，令他惊讶的是，他从中发现了精神病患者典型的病理学特征。

额叶和颞叶某些部位的低活性，这与移情能力、道德原则和自我控制有关。当他弄明白 CT 图中自己的大脑时，法伦并没有隐瞒自己的发现，而是决定公开披露这一发现。他在 TED

会议上发表演讲，并接受了若干次采访，最终写了一本书《内在的精神病》(*The Psychopath Inside*)。此外，这位科学家告知，他开始有意识地努力控制自己的精神病特征，让自己表现得像个"正常人"。

2013 年化名托马斯的作者出版了一本书《一个反社会者的自白》(*Confession of a Socio Path*)。作者称，书中的女主人公托马斯小姐在赫尔调查问卷测试中得分很高。尽管托马斯在咨询之前对自己的生活非常满意，但对精神病的研究帮助她明白她与普通人的不同之处。她写了一本自传，接受了几次采访，甚至在电视节目中表演。和法伦一样，托马斯小姐对自己的动机和行为有很强的反思能力。她承认，"我知道我的心比大多数人更硬、更冷"。但她拒绝承认自己是一个坏人。

为什么反社会者要"脱离常规轨道"？可能是因为这些人的自负、胆量和对刺激的渴望。但是即使托马斯小姐和法伦做这些是出于个人动机，也不得不承认他们在教育和普及这一问题上做了很多工作。事实上一些反社会者试图认识到自己的差异，并与大多数人进行对话，并说道，不要着急把他们归为"危险分子"。

恶魔和我们

比起其他精神疾病，反社会人格障碍更容易和连环谋杀相关。泰德·邦迪（Ted Bundy），因至少 30 起谋杀案而获罪，许多研究者认为他是一个精神病患者。美国联邦调查局的专家仔细研究了这些案件之间的联系："连环杀手可以表现出精神病患者的若干个或多个特征。实施连环谋杀的精神病患者不珍惜人类的生命，对受害者表现出极端的无动于衷。"然而，精神病与其说是起因，不如说是杀人倾向的良好培养基。一个人完全缺乏同情心，并不意味着他一定会在地下室磨刀，等待受害者出现。当然，当他朝着自己的目标前进时，最好不要阻碍他，他的目标并不一定是要给周围的人带来伤害。

此外，与任何精神疾病一样，精神分裂症的特征也有广泛的表现形式，可以更强烈或更脆弱，并以不同的组合形式出现。一个人可以冷血，没有同情心，有操纵者的天赋，但同时他也是无害的，在职业选择正确时，甚至可以对社会有益。

当邪恶化身为无害面貌的事物时，在你成为受害者之前实际上不可能被识别，这自古以来一直困扰着人类。一个奸诈的灵魂，一个迷人的花花公子，吸血鬼或《刀锋逃跑》（*Blade Escape*）中的机器人杀手。这些反映了我们对他人真实的恐惧，一个外表与我们无法区分的生物，但思想本质不同，因此具有危险性。也许我们古老的祖先猜到了精神分裂症患者的存在，并把他们展现在神话故事中。也许文化背景的表现形式影响了研究者对受试者的理解，使精神分裂症患者周围布满了神秘全能的光环。不管怎样，精神分裂症患者的形象令人入迷，迫使我们在恐惧和兴趣之间保持平衡，并一次又一次地斟酌

什么更重要。即便他们没有人类的弱点，但还是存在人类的
情绪。

我们应该像对待普通人一样对待他们吗？试着用他们的眼
睛看世界，而不是因为他们的人格障碍而谴责他们？或者犯罪
的生物学因素不应被视为减轻处罚的理由？怎样才更好？是明
智的假设任何一个新认识的人都可能是一个无情的操纵者？还
是保持对人基本的信任？即使是基于科学研究，如果我们开始
拒绝承认代表人类本质的人道主义，那么会发生什么？到时我
们会不会变成自己噩梦中的精神分裂症患者？

结语

⌣

- 不存在"精神分裂症"的正式诊断，代替它的是"反社
  会障碍"诊断，但这些概念并不准确，精神分裂症更像
  是反社会障碍的特例。
- 直到今天，俄罗斯还经常使用"精神分裂症"概念来代
  指任何人格障碍。这是对 20 世纪 30 年代已过时分类的
  推崇，这个分类在其他国家已经不再使用。
- 不要把精神分裂症和心理变态混为一谈。与心理变态者
  不同的是，精神分裂症患者能够保持现实感，并明白自
  己的行为。

- 精神分裂症患者的移情能力几乎都不发达，他们的情绪范围非常窄。他们没有能力对待亲密关系。精神分裂症患者非常善于观察，善于分析其他人的行为，明白如何操纵别人。
- 精神分裂症患者的大脑需要持续不断的额外刺激，因此，他们倾向于冒险。这样他们的恐惧感就减弱了，他们不善于从错误中吸取教训。
- 目前，精神分裂症几乎是无法治愈的。

长期以来，互联网上有一个精神分裂症测试，这个测试只有一个问题。听起来是这样的："在母亲的葬礼上，姑娘遇到了一个英俊的陌生人并爱上了他，但他们没有来得及交流。几天后，她杀了自己的妹妹，为什么？"据说，所有的精神分裂症患者和连环杀手（对于许多普通人来说）对这个问题的答案都是一样的："她杀了妹妹，为了让他再次参加葬礼。"听起来似乎是符合逻辑的，这样的回答表明了患者对亲情的无动于衷和冷酷的算计。但牛津大学心理学家、著名的研究者凯文·达顿（Kevin Dutton）亲自向几位确诊的精神分裂症患者提出了这个问题。他们都认为女主角是出于嫉妒杀死了自己的妹妹。所以这种快速诊断的方法是行不通的。

第 9 章

没有中间过渡：

什么是边缘性人格障碍

安德烈向着窗外抽了一口烟，又问自己到底做错了什么。智能手机嘀嘀作响，来自玛莎的 Facebook 信息。这是他们 4 个月的恋爱关系里第三次分手，又是她提出的。昨天，他们只是因为糟糕的电影之旅而吵架，后来晚上，女孩突然给他发了一条信息："我明白，我对我们的关系还没有做好准备，它让我感到窒息。对不起，我表现得像个懦夫。再见！"年轻人两次挽回玛莎，已经厌倦了她跌宕起伏的情绪和其他古怪行为。因此这次决定顺从地回答："好吧，如果这是你想要的。"结果，第二天他收到了玛莎的信息，他开始想用头撞墙，因为他不明白发生了什么。玛莎时而请求安德烈原谅她的过错，并让他相信他是完美的，而她不配拥有他；时而又说，她厌倦了一个人努力维持这段关系，而他什么都不做；时而解释，她单身要好得多，她感到特别轻松愉悦；时而她说要和他谈谈，因为她完全无法忍受分手的念头。安德烈有段时间尝试把这种混乱的谈话变成一次有效的沟通，但他却感觉到，玛莎的心情自然而然地变化，他的观点对她没有任何特别的影响。最终他不再回复信息。但是认知不一致的感觉并没有减轻，他无法理解到底发生了什么，到底是谁的错。

有时候玛莎是迷人的，难怪在音乐节上通过熟人认识后，他立刻迷恋上她。她是独立的、活泼的、自然的、调皮的，让人不得不想念她。这样一个充满魅力的女孩长达 29 年没有恋爱经验，似乎是偶然或者不幸的。但当他们开始谈恋爱，田园般的愉悦时刻与忧虑的电话铃声开始夹杂在一起。她渴望第一时间得到关注，当安德烈因为紧急工作无法与她见面时，随后几天她刻意让自己表现得冷淡，并以忙碌为借口取消下一次的约会。她千方百计地用语言强调自己的自给自足，但与此同时，她几乎每天都想见面，并不断在社交网络上给安德烈发信息，讲述她所有的印象和经历。她的反应让人无法预测：今天她认为他跟她是志同道合的人，无止境地赞赏他的聪明才智，明天她又对他的内心品质大肆抱怨，就因为他们对伍迪·艾伦（Woody Allen）的新电影的看法有分歧。在一次争吵中，她大喊凭她的才华可以拥有更多；在另一次争吵中，她指责他，因为他感到羞耻，尽管他没有给她任何理由让她这么想。与她的任何争吵都令人筋疲力尽。她非常坚决，措辞严厉，她很容易在他的任何话语中发现他原本没有的意思。刚开始这段"过山车"一样的关系是一段不同寻常的冒险经历，但是每次这样后，安德烈感到越来越疲惫。"我不明白，她想从我这里得到什么。"他对自己的朋友说，"我认为，她不是和我谈恋爱，而是和她脑子里假想的人谈恋爱。"

几天后，他再次尝试和女孩讨论他们之间发生的一切，但她无法清楚地解释分手的原因。他突然想到，玛莎可能存在一些心理问题，但他没有怀疑这是一种严重的精神失常，它还有一个单独的名称。直到半年后，他在社交网站上同她交谈，她承认自己正在接受心理治疗培训。

对于边缘性人格障碍（BPL）的诊断出现的时间相对较晚，至今仍存在争议。首先，重要的是不要把它与边缘状态混淆，边缘状态是精神失常相对低水平的表现，还没有达到明显的病理学。最初提出这个术语的是美国心理治疗师阿道夫·斯特恩（Adolf Stern），他认为，我们现在称之为边缘性人格障碍的症状是精神分裂症的"边缘"症状（值得提醒的是，"精神分裂症–轻型"是真实存在的，现在这种疾病被称为精神失常，我们在第7章详细讲述过），并因此得名。后来发现，边缘性人格障碍与精神分裂症没有任何共同之处。随着对这种疾病的研究，精神科医生成功确认了它的专业特征，1980年，它成为一种单独的精神疾病。现在边缘人格障碍的"明显表现"如下所述：

- **如果病人感到自己被抛弃的话，会出现极端反应。**他会陷入惊慌、抑郁、歇斯底里或者大发雷霆，做出冒险的行为。在这种情况下，不管被抛弃的理由多么合理，也许边缘人格障碍患者只是遇到了不幸的一天——心爱的人因为加班无法同他一起看电影。即使是这样的情况也会给病人带来痛苦，他的反应可以称得上是莎士比亚式的戏剧，因为这样的人非常害怕被抛弃，几乎总是在期待周围人的关注。

- **与家人、朋友和爱人的紧张、不可预测和截然不同的**

关系。今天，病人认为与他亲近之人是完美的，他们之间有着最充分的理解，而明天他又突然对这些无法达到他们期望的，不可靠的人感到厌恶、失望或愤恨。边缘性人格障碍的患者倾向于将第一次见面的潜在朋友或恋人理想化，几乎从第一次见面开始，他们很快就陷入关系中，很容易用最无害的表现认真对待心爱的人。即使在交往的初始阶段，他们也希望所有的空闲时间都同心爱的人在一起，分享最私密的经历。当然，并不是所有人都能忍受如此强烈的激情和如此迅速地将私人界限消除，所以伴侣很快就开始提醒边缘人格障碍患者：个人空间是非常重要的东西。对于患有边缘性人格障碍的人来说，这个完全合理的提醒就像是一个信号：他没有得到足够的重视，随时可能被抛弃，因此他大概率会急于采取预防措施；他很失望，带着戏剧性的音调告知对方，他需要"更多的自由"，或者是他第一次被伴侣抛弃，他不明白他到底做错了什么。这样的人总是在关系中"付出"很多，但他们总是期望周围的人能够保证他们的努力不会白费。而在现实世界中不可能有这样的保证，他们经常幻想破灭。

- **失真的和不稳定的自我形象**。患有边缘性人格障碍的人没有一个完整的自我形象。他试图适应周围的人，经常依赖他们，所以他的观点、价值观和品位会突然发生变化。分手对他来说是非常痛苦的，因此随着以前的朋友、同事或爱人的离开，他的自我形象会或多或少地趋于稳定。边缘性人格障碍患者经常"原地踏步"，感觉到内心的空虚和失落。

- **冲动危险的行为**。为了填补空虚，转移自身不稳定的注意力，边缘人格障碍患者可能会输掉大量的钱、在路上开快车、酗酒和吸毒、随意更换性伴侣。严重的时候，他还可能自残（如割腕），甚至自杀。

- **激烈的、毫无理由的情绪变化**。每个片段可能持续几个小时到几天。这种症状不仅是边缘性人格障碍的特点，也是双重人格障碍的特点。因此，正确的差异诊断非常重要。这些疾病属性不同，治疗方法也不同。简单地说，它们可以通过两个关键指标来区分：时间界限（边缘性人格障碍患者经常情绪低落，他每天可以切换多个形象）和特定人格的行为典型（相应地，一个恶作剧和冒险驾驶的持续爱好者大概率是边缘性人格障碍，而一个谨慎的人，突然变成一个街头流浪者，更可能是一个双重人格障碍）。

- **无法控制愤怒**。边缘性人格障碍患者定期地情绪失控。在情绪激动时，患有边缘性人格障碍的人仿佛进入了其心理发展的儿童期或青少年期。他的理性思维严重受损，他对正确的论据不再有反应，丧失了让步妥协的能力。

- **在压力过大的情况下出现偏执、妄想或分裂的症状**。如感觉自己游离在身体之外或者丧失现实感一样（感觉发生的事情都是不真实的，一切都在雾中、在梦中或在电脑游戏中。有关丧失现实感的详细描述，请参阅第3章）。

边缘性人格障碍通常在一个人青年时期就已经表现出来了，但是一般不会在青年时期确诊人格障碍的疾病。因为这种疾病非常不稳定，为了能够给出正确的诊断，需要在足够长的时间内仔细研究一个人的状况。与其他精神疾病一样，这种疾病的症状能够影响一个人生活的各个方面。

边缘性人格障碍患者生活在一种持续的内在混乱状态中，因此外部世界对他来说是无解的、陌生的和充满敌意的。尽管他不时会爆发对所有事物的理想化和爱，但这种爱是基于非现实的感知，因此很快就会被失望所取代。这样的病人在表现自己的时候感到内心的不适，正如我们已经写过的，他不了解他是什么样的，这意味着他没有内在的心理支撑和稳定的自尊，而这是很好地适应生活的基础，有助于帮助人们应对意外。因此，他试图依附于其他人，而另一个人的存在至少指定了某个坐标系，可以让人暂时性地确认计划、原则和世界观。

如前所述，患有边缘人格障碍的人在内心深处总是害怕被抛弃（许多研究将这种障碍与儿童时期的创伤联系起来，认为这种恐惧的原因和与父母的关系不稳定或者关系不好有关）。患者把被遗弃的感觉同一系列的不会给普通人带来困扰的情况联想起来，即便是取消最喜欢的瑜伽课程或最好的朋友突然出差，都可能会引起边缘人格障碍患者的恐慌或暴怒，要知道因此他不得不一个人孤单独处（这也意味着处于混乱中）比他预期的时间更多的时间。愤怒不仅是针对他们寄予希望的"背叛者"，也是针对他们自己。因为病人对自己的人格品质没有固定的认知，他不确定自己是好还是坏（而且无法假设中间值在哪儿，因为这样的人无法区分中间地带）。因此，边缘人格障碍患者将任何不愉快的事件都解释为他自己不好，不应该受到正常的对待。

现在想象一下，因为在咖啡馆见面时迟到，你突然被抛弃了（把所有的原因归咎于"我们不是天生一对"或"我明白是我太独立了"这些普遍的原因），或者指责你冷酷无情，或者相反，扑在你的脚下向你热情地道歉，告诉你不应该在他这样一个无用的人身上浪费时间。并不是所有人在遇到这样的"惊喜"之后还能再次在咖啡馆进行新的活动这一点可以理解。边缘人格障碍患者总是定期激怒家人、爱人和朋友，遗憾的是，他们的亲人往往也需要心理治疗师的帮助，陷入不稳定的爱恨关系对任何人都没有好处。与边缘人格障碍患者亲近的人更容易患精神疾病，主要是抑郁症，这种情况下配偶对关系的满意度通常要低得多。

挪威的研究发现，人格障碍经常出现在那些住在奥斯陆中心，但没有受过高等教育的人和没有固定关系的人当中。然而，后一个因素也有着反向的联系，患有人格障碍的人很难找到生活伴侣和职业。在边缘人格障碍患者中女性和男性同样多。

边缘性人格障碍被认为是非常有问题的诊断。（你会问："就好像精神病学存在无问题的诊断吗？"当然不是，但也有自己的等级。）正如所有的人格障碍一样，它很难纠正。同时，与许多其他疾病相比，它更难以被认真对待。被诊断的患者通常无法对自己的行为进行定性分析，对周围的人来说，主要症状看起来像"乖戾"或"性格恶劣"的表现。这一疾病可以严重影响生活。美国科学家试图评估边缘性人格障碍对患者安危的影响，并得出结论，强迫症甚至抑郁症比边缘性人格障碍对患者社会生活和职业的影响要小得多。边缘性人格障碍自杀的风险相当高，约 10% 的患者至少尝试过一次自杀。

阿纳金·天行者和"27 号俱乐部"

外国精神病学家乐于分析流行文化人物的行为，有时这种兴趣会转变成严肃的研究甚至是好玩的辩论。2007 年在《精神病学研究》（*Psychiatry Research*）杂志上出版的一篇名为《阿纳金（Anakin）是边缘人格障碍患者吗？》的文章，引起了很大的轰动。它是图卢兹大学医学院和法国应用心理学研究中心的科学家们撰写的。研究负责人埃里克·布伊（Eric Bui）和他的同事们确认，并不是希拉的黑暗面让阿纳金变成达特，而是某种精神疾病。他们在这位电影人物的身上发现了许多边缘性人格障碍的症状。研究人员认为，阿纳金属于典型的忍耐力不足，他在冲动和情绪管理方面问题很明显。他有时把导师理想化，有时又认为其一文不值。他非常害怕孤独。正是因为害怕失去妻子帕德梅（Padme），阿纳金才成为希特科夫（Hitkov）的同谋。"心理治疗可以防止天行者的力量转向黑暗面"，布伊说。科学家们认为，《星球大战》主人公的心理肖像极大地加深了这部电影在青少年中的欢迎度，他们很容易把自己当成这样的人物（边缘人格障碍患者的感染力、冲动性、不妥协性与青年人的典型世界观相似）。

然而，并不是所有的精神病医生都同意这个观点。边缘人格障碍专家兰迪·克雷格（Randi Kreger）在《今日心理学》（*Psychology Today*）上发表了一篇愤慨的文章，为著名电影传奇人物的荣誉辩护。她认为阿纳金没有边缘人格障碍患者特有的自我认同问题。相反，他自尊心很强，他认为自己是一个强大的绝地武士和优秀的飞行员。同时，他与母亲和妻子都有温柔而亲密的关系，边缘人格障碍患者不容易让其他人靠近自己，也很难与他人保持稳定的关系。此外，在做不道德的事情时，天行者明白并有意识地去做。这与边缘性人格障碍患者不同，他们往往无法控制自己。最后，人格障碍一生只有一个模式，但是阿纳金最终变成了维德（Vader），此后他失去了边缘人格障碍的很多假定特征，成了一名经典的电影主角。我们和克雷格一样，认为这一诊断有些牵强，但法国科学家对此却非常笃信，并在大学生教材中使用了《星球大战》中的材料。

这样的诊断经常被用在一些名人身上。疑似病例的名单上包括玛丽莲·梦露（Marilyn Monroe）、库尔特·科班（Kurt Cobain）、艾米·怀恩豪斯（Amy Winehouse）等。所有这些人都有不稳定的关系、冲动的行为、强烈的情绪波动，并在个人笔记或者文章中反映了空虚和失落感，以及酗酒和吸毒的问题。当然，自我传记中的案例还不足以成为官方的结论。因此，这些诊断仍然只是假设。

基因还是教育

10 年前科学家们认为，基因在边缘人格障碍的发展中扮演着关键角色。按照他们的说法，父母疾病遗传的概率将近70%。但是这些数据没有考虑后天教育的因素，2007 年这个数据降低到 20%。但是对同卵双胞胎的研究相对较少（他们共享100% 的基因，因此很容易进行研究并与多卵双胞胎进行比较，以验证遗传的说法），因此不能说这些信息是可靠的。对近亲的研究表明，边缘人格障碍患者的孩子或兄弟姐妹患病的概率是普通人的 10~20 倍，但是这并不能完全说明患病的原因在于基因，而非后天教育。然而，很有可能某组基因更容易导致人患病，尽管科学家暂时还无法叫出这些基因具体的组合。还有这样的假设说法，与好奇心和冲动型有关的 DRD4 基因与边缘人格障碍相关。科学家们认为，所有的人格障碍都是与童年时期这样或者那样的心理缺失有关。大量研究表明，发生边缘人格障碍的风险与幼年时的心理创伤有着紧密的联系，主要指的是父母或监护人的情感、身体或性压力，或者是失去亲人。父母的情感疏远或否认孩子的思想和感情的重要性会推进疾病的发展。例如，如果成年人禁止孩子表达伤心情绪，并对其他坏心情的表现都给予惩罚。这种情况下孩子不再相信自己的感情，也不相信亲近的人或是想与他们亲近的人。成年后人们不习惯正常地表达自己的感受，他所有的时间都在两个极端之间徘徊，压抑自己的感受或者是不受控制地胡乱表达。这种情况也可以导致依恋障碍。缺乏信任关系的经验，边缘人格障碍的患者要么迫切需要照顾，将潜在的伴侣理想化，要么害怕与其他人过度亲密，在微小的、往往是毫无根据的事情上怀疑他人的不可靠并疏远他们。

然而，即使只是缺乏成年人的关注也会提高边缘人格障碍患病的风险，例如，美国一项著名的研究中有 84% 的参与者表示，他们在童年时没有感到父母或其他监护者足够的关注。依恋理论证明，一个孩子必须有一个他完全信任的人，其行为可以成为孩子角色模式的基础。没有它，一个男孩或一个女孩就无法在世界上建立自己的坐标系，而且根本没有安全感。72% 的边缘人格障碍患者，其病史中都有一段失去引导者的故事。然而，这并不意味着不合格的父母一定会培养一个边缘人格障碍的孩子。我们所讲的只是一个概率，而不是硬性的因果关系。

神经生物学

到目前为止，还没有找到针对边缘性人格障碍有效的药物治疗，这在很大程度上是因为它是由大脑结构和生物化学的一系列破坏引起的。纽约州立大学石溪分校的研究人员将边缘人格障碍所特有的抑郁、焦虑和被遗弃的恐惧归因于血清素代谢失调。边缘性人格障碍同血清素 5-HT1A 受体的机能失调有关，5-HT1A 受体主要是负责冲动、意志和自我控制。儿童时期的压力可能会导致这些受体对刺激的反应减弱。

边缘人格障碍患者典型的情绪风暴与边缘系统的破坏有关。研究表明，他们的扁桃体变小，但是对情感刺激的反应却更激烈。这使得边缘人格障碍患者同创伤性人格障碍患者亲近（详见第 4 章）。德国精神病医生萨比娜·赫佩茨（Sabina Herpetz）及其同事展示了边缘人格障碍患者和对照组人们不同情绪的图像。结果发现，边缘人格障碍患者扁桃体周围的血氧水平饱和度升高，同时大脑中负责识别情绪的区域（大脑回路）更加活跃。在他们身上，科学家们发现，他们的海马体缩小了四分之一，海马体是用于识别扁桃体发出的信号。事实证明，边缘人格障碍患者更专注于识别他人的情绪。此外，边缘人格障碍患者的皮质醇升高，这是一种应对压力的激素。因此，这些人很容易丢失自我，甚至是微小的刺激也会引起过度反应。

如何治疗

根据美国国家共病性研究，大约85%的边缘人格障碍患者同时具有其他精神疾病的特征（女性患者经常出现抑郁症和焦虑症，男性经常出现毒品问题和反社会障碍）。然而，这也可以说是身体健康的问题，增加患糖尿病、高血压、关节炎和纤维肌瘤的风险（然而，这可能跟治疗边缘人格障碍所产生的副作用有关，它会引起体重超标）。

幸运的是，研究表明，边缘人格障碍并不会一直存在。如果治疗得当，预计住院治疗6年后，超过70%的边缘人格障碍的症状会消失。玛丽·扎纳里尼（Mary Zanarini）和她的哈佛大学同事在2003年进行的一项研究表明了这一点。结果发现，经过两年的治疗，三分之一的患者病情会缓解，经过4年的治疗，将近一半的患者病情会缓解，6年后，只有25%的患者仍有症状。重要的是，治愈后只有6%的人会复发。这在精神病学上是一个令人惊讶的百分比。相比之下，50%的抑郁症患者或将近 80% 的精神分裂症患者会出现复发现象。几乎没有研究表明边缘人格障碍需要药物来治疗。事实上，药物治疗是有效的。有一种观点认为，一种有前景的治疗方法可能是一种含有催产素的鼻喷雾剂，催产素指的是下丘脑激素，这与依恋感和信任感有关。喷雾剂可以作为一种社会"安全气囊"。研究表明，使用它的边缘人格障碍患者不再专注于负面情绪，更容易接受来自社会的打击。然而，这种治疗方法还需要进一步研究，即使它的效果被反复证明，催产素也只能帮助边缘人格障碍患者的部分治疗。但是现在药物已经可以缓解其他并发症，如抑郁、焦虑或攻击性行为。克服这些并发症很重要，因为它们大大加重了患者的病情，使疾病治疗的努力化为泡影。但是，为了解决边缘人格障碍患者的主要问题——黑白世界观、情绪的摇摆不定、自我控制力差和难以自我认同，常常需要求助于心理治疗师。

今天，辨证行为疗法和心理治疗被认为是治疗边缘人格障碍最有效的方式。辨证行为疗法是一种认知行为疗法，我们已经多次讨论过，至今它是所有心理疗法中最好的、最令人信服。辨证行为疗法结合了认知行为疗法最典型的元素——患者学习意识到有害的行为模式，并用更有效的练习方式来改变它们，帮助患者接受自己的个性和他人的人格。这对边缘人格障碍患者来说非常重要，他们经常辗转不安，指责自己和周围的人犯下的所有过错。

心理治疗能够帮助边缘人格障碍患者学会理解他人的感

受。因此，患者不再将虚构的动机归咎于周围的人，并能更好地与亲近的人找到共同语言，这是治疗边缘人格障碍最重要的任务之一。这类心理治疗专家认为，患者最首要的是要对自己的个性和界限形成更清晰的概念，患者的欲望、意见和情绪在哪里结束，其他人的欲望、意见和情绪在哪里开始。这些任务与心理模式密切相关，我们在第 6 章中讨论过区分自己与他人的知识和感受的能力。在边缘人格障碍患者对外部情绪所有激烈的反应中，边缘障碍患者并不是很好的移情者，因为他们很难站在他人的立场上（甚至想象可能存在另一种观点）。如果认知行为疗法的有效性已经被反复证明，那么心理疗法的作用至今只有少数的研究进行了证实。

结语

- 边缘人格障碍是一种人格障碍。它在一个人的幼年时期就形成了，很难与个人的性格分离。这种疾病很难治疗，也无法使用药物治疗，因此患者通常会接受心理治疗。

- 边缘人格障碍患者不太了解自己是谁，自己的思想和情感在哪里结束，其他人的心理边界在哪里开始。因此，他们很难忍受孤独，需要不断的交流，以便从周围的人那里借用他们想要认同的信念、欲望和行为方式，这样他们才能够自我认知。

- 这些患者也无法达到和谐关系。他们过度情绪化，难以控制激动和愤怒，容易时而将亲近的人理想化（不仅包括伴侣，还包括朋友和亲属），时而又对他们失望。他们缺乏同情心，容易将虚构的动机归咎于周围的人。这种关系会让双方都感到痛苦。

- 有一种观点，不仅玛丽莲·梦露和库尔特·科班，而且电影主角阿纳金都患有边缘人格障碍。

- 与许多其他疾病一样，边缘人格障碍患者是很多综合因素——遗传、神经生物和心理的结果。边缘性人格障碍不仅包括脑损伤，而且还包括创伤后的应激障碍。有科学证据表明，儿童心理创伤会极大地提高边缘人格障碍的患病概率。

- 幸运的是，这不是终生判决，许多患者能够在 6 年内得到缓解。

- 边缘人格障碍最有前景的心理治疗方式是辨证行为疗法（认知行为的一种）和心理疗法。也就是说，明白其他人的想法、感受和意图与自己不同的能力。

第 10 章

我好像有点不对劲，

怎么办

许多人不会寻求精神治疗，哪怕是心理帮助，因为他们害怕终生被贴上标签，或者因为他们根本不知道应该找谁，也不知道这样做能获得什么。因此，我们决定编写一本简短的参考书，以便于读者能得到专业的帮助。

首先，并不是每个人都明白心理学家、心理治疗师和精神科医生之间的区别。首先需要明白的是：心理学家没有医学教育背景，他们也不能开药方，也不具备心理治疗的技能。寻找心理学家的意义是为了解决一些特定的问题，如中年危机或家庭冲突。一个好的心理学家能够帮助你分析独立的境况或者是处理一些令人恼火的问题，但他并不会批判你思想和行为中的不妥之处。但是如有你有严重的抑郁症或者恐慌发作，指望心理学家就没有意义了，你更适合寻找心理治疗师。一个已经做了 3 年的心理治疗师，然后又进行了专门的再培训的人，他既可以帮助一个长期无法从不幸的爱情中走出来的人，也可以帮助一个抑郁症或有人格障碍的患者。这样的专家主要使用的是心理治疗方法（心理治疗方法的范围是很广的，但至今只有少数方法被认为是有效的。现在就理论依据而言，认知行为疗法能够达到最有效的结果）或者是只使用药物治疗，也可以把它们结合起来使用。值得思考的是，接受过再培训教育的心理学家经常被称为心理治疗师，因此，是否有医学教育背景（不管什么样的心理学系都不能赋予治疗精神疾病的权利）和循证医学的态度必然会被问及。

临床心理学家作为专家，不仅在整个心理学界有一定的权威，而且了解各种病理学之间细微的心理差别。他经常与精神科医生联合，为患者进行心理测试。尽管他了解精神疾病的症状，但他既无权进行心理治疗，也无权开药。

心理分析家是心理分析领域内具有学位证书的心理治疗师，简言之，他们是弗洛伊德和荣格的拥护者。关于心理分析有效性的争论至今仍然是自相矛盾的。一些神经生物学家和其他心理治疗领域的代表人物认为精神分析是伪科学，但许多人仍然声称，这种方法对他们有用。

精神病医生是受过医学教育的专家，可以提供咨询、治疗服务，确定一个人的行为能力，并给出正式的诊断。当人们感觉到自己的思维和行为中存在一些严重的"系统性错误"——奇怪的情绪波动、自残倾向和自杀念头、妄想和幻觉时，他们经常直接寻找精神病医生。与心理治疗师相比，精神病医生对心理学的了解较少，他通常在一个人员配备不足的公共机构内工作，对每个病人单独了解的时间也很少，因此，不要指望这样的医生能够详细了解你童年的创伤和生存危机。但精神科医生在治疗严重的病症方面有更多的知识和经验。

如果我去看心理医生，会发生什么

ᵕ

没关系，你们只是聊聊天。去看心理医生本身并不意味着会做出诊断，一次咨询是不够的。

国家精神病院有两种类型的数据库———一种为"轻型"患者，他们的问题和特征对社会没有危害性（你属于这个范畴内，如果专业机构对你的情况不感兴趣的话，将不涉及其他任何人），另一种是按照旧时习惯称为"登记人"（yuet）（在现代精神病学中已经没有这样的术语）的患者，这是社会治安的潜在破坏者。只有当你联系精神病诊所或公立精神病院时，你的信息才能进入这些数据库，私人执业的精神病医生和付费诊所的医生没有义务为了公共用途记录你的病情。但是，在精神病诊所，如果你意识清晰，工作人员不会在未经你同意的情况下登记你的信息。为此，你需要提供相关信息并签署某些文件（你必须始终仔细检查你签署的内容）。此外你还可以与工作人员协商，以匿名方式收费接待。在一次谈话或几次谈话中，医生能够弄清楚，你的情况有多严重，并在必要时建议你进行精神治疗，可以是住院治疗或门诊治疗。

什么是门诊护理

$\smile$

公共机构的门诊服务有两种形式：咨询和防治。第一种是你自愿使用的。当你觉得需要的时候，你可以去找专家，也可以随时停止咨询。如果病人的情况并不严重，并且预后结果良好，情况就会好转。另一种情况，随着时间的推移，如果病人的状况有明显改善的话，他可以从其他治疗转为咨询。

在疾病防治所的监督下，一个人必须定期拜访地区精神病医生或者由专家上门服务。除此之外，他还被记录在案。这种治疗模式通常适用于"患有长期疾病或慢性疾病，并伴随严重反常或经常出现恶化表现的患者"。最常见的是有精神分裂症症状的疾病。当一个人不适应社会生活，出现幻觉和妄想或者是严重的人格障碍时，让这样的病人接受监督的决定，不是一个医生做出的而是整个委员会。

如果我感觉好些了，怎么注销

$\smile$

如果患者超过 3 年都处于已经缓解的状态，也就是没有表现出疾病的症状，他就可以注销监测（需要委员会的决定）。但"3 年的稳定状态"并不意味着，当你的健康状况得到改善时，你可以消失 3 年，之后再要求大家承认你是健康的。即便是在正常情况下，也需要定期去看医生，以便医生可以记录你康复的所有发展过程。

在什么情况下，自愿住院是有意义的

在你还能够进行门诊治疗时，最好不要躺在医院里，尽管在非常严重的情况下，这可能是唯一合理的选择。国家精神病院并不是一个疗养院，那里的环境本身可能具有压迫性，如果你还保持着相对清醒的意识。在这个机构里，一切都是流动的，工作人员很有可能采用最具有统计意义的方式对你进行治疗，并不关心它具体是否适合你。这在存在高风险的情况下是完全正确的（从逻辑上讲，对急性精神病患者或自杀患者进行住院连续治疗好过未完全治疗，无论在这一过程中发生了什么。）但是对于较轻的精神疾病来说，这种方法的副作用远大于它所带来的好处。然而，不同地方的医院也是不一样的，有些可以为患者提供其可以忍受的生活质量，这是幸运的。无论如何，在自愿住院之前，你应该了解你准备去的医院的详细信息和资料。

什么是日间医院

⌣

　　一些精神病院可以提供收费的"日间医院",这介于住院治疗和门诊治疗之间。在两周甚至更长的时间内患者每天白天(通常从 8:00 到 15:00)可以在医院度过,持续时间取决于治疗结果。在这个时间内,他拜访不同的专家,做检测,做脑电图,与心理学家和精神病医生进行交流,参加小组课程,患者可能被告知他们的权利和什么是精神障碍,等等。这种治疗形式对患者来说心理上更舒适,因为剩下的那半天他可以继续过着自己习惯的生活方式。

要把我强行从精神科医生办公室送到医院吗

⌣

　　有这么一种可怕的说法:每个精神病医生的桌子下有个按钮,可以呼叫特别团队,然后愉快地将他不喜欢的病人架着双手带走。事实上,精神科医生并不关心把谁送到医院,这有一些相当务实的理由:这样的机构中人们往往都很忙,也不总是人员配备齐全,因此,没有人需要有额外的工作。所以所有并不是特别让人担心的患者,都在尝试门诊治疗。

　　这并不意味着在任何情况下都不能强制病人住院。如果你患了严重的精神疾病，医生会做出极端的决定。法律规定了强制住院的三个必要条件：患者对自己以及他人是有危险性的；患者毫无自理能力，必须有人监管；如果患者得不到治疗，他的健康状况会恶化。这些规则本身是完全合乎逻辑的，但在细节上却具有不确定性：危险的界限以及疾病的严重标准，并不是由法律规定的。相应地，这些必须依靠医生健全的思维能力。我们想提醒的是，不要在精神病防治所开关于自杀的玩笑（但如果你真的受到自杀思想的折磨，当然应该分享），很有可能你会被带到医院，远离危险。

精神疾病诊断如何影响职业生涯

你进行咨询治疗的事实很可能影响你加入军队、儿童教育机构或国家机关服务的机会。此外，如果你发现自己卷入了某些调查，执法机构会注意到你的这部分过去。这些信息不会泄露给任何人，也不会透漏给你将来的雇主。但存在一些细微的差别：如果你准备在一家大型公司就职，当地的安全部门也有可能通过隐秘的医疗中心对你进行审查。当然，这种行为是非法的，但遗憾的是，这并不是全部。此时权衡利弊很重要。如果很明显你不能控制自己的精神状况，你最终未必能留在公司，因为公司对员工的要求是非常严格的。

如果你被纳入疾病防治所监测机构，限制会更严格：特别是，你获取驾照会出现问题（但话说回来，这一切都是根据个体疾病的严重程度决定的）。这未必能称作不公平的歧视。一个患有严重抑郁症或精神分裂症的人多半不想开车。此外，法律规定他不能从事儿童教育工作，不允许从事特别危险的工作，无法担任需要承担重大经济责任的职位。国家机关的工作也不用考虑了。但是，如果你找到了法律允许的工作，那你的精神病史的存在与任何人都无关。

精神疾病诊断如何影响刑事能力和行为能力

刑事能力和行为能力是两个不同的概念：第一个仅使用于刑事权利，适用于那些已经有严重犯罪行为的人，第二个指的是在进行任何交易时，不管是签订合同前，还是事后如果有一方想要解除合同。但这两个术语都定义了一个人按照自己的意愿行事，控制自己行为并意识到其后果的能力。为了评估一个人的行为能力和刑事能力，需要进行心理鉴定。搜集记录人员状况的医学文件，以及来自其亲属、邻居和雇主的证词，信件和日记也可能会被引用。所有这一切意味着，专家们不仅要关注疾病的严重程度，还要关注疾病的发展过程、前景、恶化的可能，以及一个人对社会生活的适应程度。并不是所有的精神疾病都会导致患者丧失刑事能力或行为能力。即使被精神分裂症和双向人格障碍等严重疾病困扰的人也有很长一段"光明期"，一个人完全有能力对自己的行为负责。

选择疾病防治所还是私人诊所

如果你怀疑你的问题属于"小的"精神病学范畴（抑郁症或焦虑症），前往疾病防治所并没有特别的意义，你可以从私人心理治疗师那里得到足够的帮助。但是，如果你开始出现幻听或严重的思想混乱，你可能需要强有力的药物治疗，这在私人治疗师那里很难获得。

　　精神疾病诊断的污名化问题，与其说是诊断本身，不如说是社会对精神疾病的误解。所有这些精神疾病都被放在同一个平台上，尽管疾病的严重程度并不相同：按照这个指标，一些精神疾病可以同糖尿病甚至是癌症相比，而另一些不稳定的、预后良好的轻症就如同急性呼吸道病毒感染一样。在此之前人们对待精神疾病就像某人拥有了一种令人自卑的缺陷一样，这样我们自然会反对医学诊断和精神科医生的帮助，从而独自处理自己的问题。

致　谢

我们要感谢精神病医生伊利亚·安季平（Ilya Antipin）和米哈伊尔·加波诺夫（Mikhail Gaponov），莫斯科国立大学心理学系神经和病理心理学系副教授伊利亚·普卢日尼科夫（Ilya Pluzhnikov）和神经生物学家奥尔格·格里戈丘克（Olga Grigorchuk），精神药理学领域的研究者罗曼·贝克尔（Roman Becker）和美国精神病学协会成员戴尔·阿彻（Dale Archer）博士为本书提供的宝贵意见和建议。

感谢我们的朋友和亲人们在我们失望的时刻给予支持，在拖延的时刻给予温柔的敦促——波琳娜·波塔波娃（Polina Portapova）、德米特里·苏达科夫（Dmitry Sudakov）、玛丽娜（Marina）、米哈伊尔（Mikhail）和玛丽安娜·瓦拉莫夫（Marianna Varlamov）夫妇、斯维特兰娜（Svetlana）和瓦伦蒂娜·赫鲁斯塔列夫（Valentina Khrustalev）姐妹、伊戈尔（Igor）和安娜·扎伊尼耶夫（Anna Zainev）夫妇。

特别感谢丹尼尔·谢克巴耶夫（Daniyar Shekebaev）富有感染力的求知精神。

没有科学编辑巴维尔·别夏斯诺夫的帮助，这本书会糟糕得多，他在我们经历困难时为我们提供了极大的保障。最后，感谢阿尔皮纳出版社副主编伊琳娜·古辛斯卡娅（Irina Gusinskaia）对我们的信任。